U0363259

这样吃最健康

[台湾] 姜淑惠 著

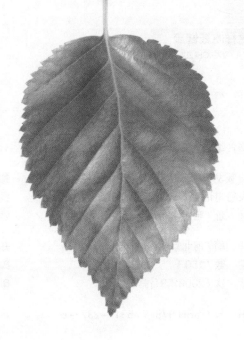

北方文艺出版社

黑版贸审字 08-2008-083号

本书由作者姜淑惠授权北方文艺出版社
在中国大陆地区独家出版中文简体字版

版权所有 不得翻印

图书在版编目（CIP）数据

这样吃最健康/（台湾）姜淑惠著.–哈尔滨：北方文艺出版社，
2009.3（2021.9重印）

ISBN 978-7-5317-2377-6

Ⅰ. 这… Ⅱ. 姜… Ⅲ. 食品营养–影响–健康Ⅳ.
R151.4

中国版本图书馆CIP数据核字（2009）第030349号

这样吃最健康

ZHEYANG CHI ZUI JIANKANG

作 者 / [台湾] 姜淑惠

责任编辑 / 王金秋 　　　　　　　封面设计 / 烟 雨

出版发行 / 北方文艺出版社 　　　邮 编 / 150008
发行电话 / （0451）86825533 　经 销 / 新华书店
地 址 / 哈尔滨市南岗区宣庆小区1号楼　网 址 / www.bfwy.com

印 刷 / 河北京平诚乾印刷有限公司 　开 本 / 710mm×1000mm 1/16
字 数 / 150千 　　　　　　　　　印 张 / 11
版 次 / 2009年3月第1版 　　　　印 次 / 2021年9月第7次

书 号 / ISBN 978-7-5317-2377-6 　定 价 / 58.00元

序　言

活在无病无痛的健康世纪

真正的健康之道，就是全方位提升生命的能量。

二十多年前我立志学医，十五年前正式走上行医之路，八年前我离开大学讲台，转而以社会大众作为医学教育的对象。

由于医务工作的转型，结识更多的朋友及病患，发现他们都在找寻"教人正确饮食的医师""专治怪病的医师"……此后，询问如何从饮食、生活及灵修方面来改善染患的重病，或预防方法的人，也就更多了。

我以能真诚实践及努力成为"真正的医者"为荣，以能助人度过困境为己任。我感到欣慰的是，愈来愈多民众觉醒且了解"治疗疾病"与"痊愈健康"是截然不同的；生病与排毒看似相同也很不一样。

大家开始有了承担自己病痛的勇气与康复的决心，更重要的是——发现并体验到"痊愈"的原动力——竟然来自自己。大家不再迷信药物，不再依赖医师，抱怨护士。

原来"自然清净的饮食"+"良好的生活态度"+"丰沛的生命关怀"，三合一的健康模式就是最好的健康保险。

当我累积了更多健康痊愈的病例后，这些生活中、生命里的见证与铁则，使我架构"健康之道"更具远景、更为恢宏、更有希望。

医疗最高的境界是什么？应是"预防"。医师最崇高的使命又当如何？想必是"教育"，教导民众如何重建健康。

近五年来，志同道合的伙伴们与我，集资数百万元，出版拙著《健康之道》近四十万册，但这册小书深奥难解，内容亦未完备，所以规划重新编撰，以循序渐进之法，从理论、观念到饮食调配、食谱制作、日常保健、健康蜕变历程，竭尽所能，深入浅出，展现其精微之美，不仅易懂易学，且值得动心动手。

一生当中，能真正做出一点有意义的事情，俯仰天地无所愧疚是值得的。

我从"病从口入"的棒喝中，体悟饮食改革的真谛与奥妙，进而推衍出一套可以自觉、自察、自疗、自愈的健康法则，诸如"新世纪的健康观""正确的营养观""防治癌症的秘诀""体质改善的下手处"……

二十世纪是重视科技文明，讲求效率的世纪，回首百年历史沧桑，人与环境都病得很沉重，我们几乎发现不到，也找不到真正健康的人。

展望未来，生存的契机与生命的内涵，应着眼在哪儿？只有拥有健康，体认健康的真谛，其他财富、名位、理想、抱负等才会变得有意义。

所以，二十一世纪的愿景是什么？是——"重建健康的世纪"。

随着地球村的来临，健康的界定既深且广，广如生物界环境的平衡，深如身心灵性整体的康复。唯有对健康更明确体认及自我把握，二十一世纪才有希望，才能更健康。

我们竭诚制作这一系列"健康之道"的丛书，其中涵容的道理，宽广深远，从生到死，从醒到睡，从静到动，从早安到晚安，从一念到一言一行，班班可考。换言之，如何能在这一生中圆满无憾、无畏、无惧，光明磊落，利己利人利天下。

但愿它能成为人人的健康手册，参考典籍，传家宝典，国民健康教育的最佳教材。

古埃及的金字塔会受到岁月的摧折，

但我们心中建立起来的金字塔却是屹立不摇的。

如果自己提升到一个高的能量，

这个能量又能吸附很多能量，

这就是一种改造。

我们要实践下去，

影响家人、朋友，关怀大环境，

这是不可漠视的力量。

姜淑惠

Contents
目　录

目 录

目 录

好好观照你自己

健康的建立，
在平时的自我觉察。
疾病的治疗，
不可迷信药物，
必须是全面性的。

身心灵都要健康

健康是生命的源泉，有了健康，才能开创一切。

假设用数字表示，健康就是"1"，学业、事业、生活、财富、艺术等就是"1"后面加上的"0"。如果说徒然拥有许多"0"，却没有"1"，那么一切都是枉然。

所谓的健康，不仅代表身体（Body）层面，更应拓展至心理（Mind）及灵性（Spirits）更高的境界。

身体是最基本的，心理是指内心的世界，灵性则属于更高层次的问题，必须三个部分都能等量齐观，三者都能互相照应，才是真正的健康。

一个人看起来非常强壮、无病、血气充足，表示他身体这个部分很健康，但是心理健康与否，就要深入内在的世界才能够了解。更高层次的灵性就更不简单了，这是因为灵性的世界需

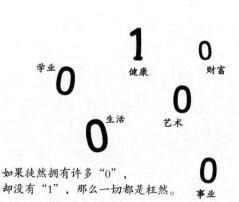

如果徒然拥有许多"0"，
却没有"1"，那么一切都是枉然。

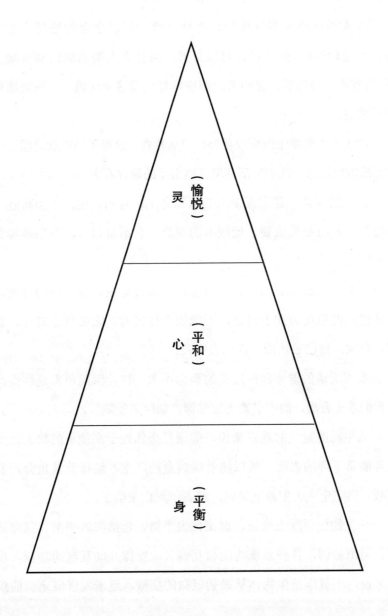

灵（愉悦）

心（平和）

身（平衡）

要深度的智慧来开启。如何令身心灵健康三个层次整体调和，深信是二十一世纪医学及全人类共同奋斗的目标。

在人类愈趋文明进步后，为什么唯一赖以生存的地球生态环境，却愈趋破坏?医学科技日新月异，为什么人类的病痛却有增无减?为政者、习医者、患病者，都应好好正视这个问题，正视健康维护的重要。

除了要不断增添医疗设备外，应从教育、杜绝不当饮食习惯、树立正确健康观念、改善生活环境这些根本的地方着手。

健康的维护，建立在个人的认知之上，有句话说："预防胜于治疗"，预防是最重要、最根本的观念，它不是口号，应当落实到人人的身上。

此外，健康还必须靠自救自济，这是最有效、最保险的方法。重建健康的原动力在于自己，不能依靠任何人。它必须靠自行、自察、自觉，自己去达成，自己去实践。

本书所谈的健康和医院里的概念不太一样，医院通常是病得厉害我们才去看病，而本书则更加强调"如何来预防"。

从生物能量学的观点来说，健康是个体处于高能量的状态，疾病是能量下降的表现，所以随着疾病愈趋严重，整体能量也会跟着骤减。当完全失去生命能量时，就表示死亡来临了。

从生物化学观点来说，健康代表平衡，包括酸碱平衡、气血调和、阴阳协调，各种系统均能相互调节，发挥互助互制的功能。反过来说，不健康是生物体从最初轻微的症候，逐渐发展成定型的疾病，也就是所谓的慢性、退行性病症，而无法恢复，无法痊愈；或者快速进展成恶性病变、急性危症等，一直到死去。

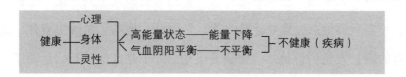

疾病如何形成

造成现代疾病的三个原因

第一是"酸质化"。身体的酸质化是不能分解的蛋白质，以及高酸性的物质摄取太多导致而成的。在生化学上是说我们的细胞、我们的组织、我们的淋巴，已整个浸泡在酸性环境里，所以，长久下去一定会生病。

第二是"缺乏症"。这是指身体功能运作缺乏某些物质，经过长期的偏差，疾病产生，功能失调。像上班族回家后就会感觉到累得要命，怎么睡也睡不够，体能特别的差，就是一例。

有些人到医院问："我到底缺了什么啊？"处处检查，想要知道缺少什么东西，想要补足什么。但是，仍旧找不到答案。医护人员顶多告诉他："你缺乏维生素。"因此，他吃了些维生素片。而有的医护人员告诉他："你缺乏运动。"于是，他又开始运动了。不过尝试了各种方法之后，他们的体能依旧不能发挥出来。

为了唤回这些失去的东西，最好的方法就是从饮食、生活回归自然化。

向自然学习，就是找回缺陷、补足缺陷。让你的生活、食物烹调及选择，都接近自然、学习自然，这样你就会恢复应有的健康，补足不足的部分。

第三是"压力"。这是指来自生活环境给予身心内外的无形压力。压力也就是不自在。所谓的"自在"就是自己做得了主，自己可以做自己的主人。

可是自在并不是领导或控制，就像一国的国王，他可以控制所有人民，但他如果不能控制自己，他依旧不是王，依旧不得自在。"自在"是自己能降伏自己的心。压力对荷尔蒙的调和、血压的高低、心脏及身体的其他内脏都会有很大的影响。

对内的压力有时候不会外发出来，于是埋下癌病变的因子。例如得肺癌的人，一般都是对事物要求完美，预想今年再拼什么成绩，再有什么计划，他们整天拼命于事业，永远有做不完的工作，当然肺部就癌化了。

肝癌的人则是爱生气，想不开，什么事都要追求百分之百的完美。事情做不完就不睡觉，事情不办好就生暗气，一天二十四小时当作七十二小时来用。

其他很多心情的变化，也会产生压力。

现代社会，事业、工作、家庭各方面，都直接间接地有很多压力。这些压力造成细胞的变化，心情不稳定，影响身体的神经肌肉系统、体质以及免疫力，并使能量降低。在能量降低以后，常常又会表现出很多不调和的现象。这就表示，内外的毒素慢慢累积，愈来愈多。

另外，在大气里头，有很多放射线素、放射线物质，我们的饮食也遭受到放射线污染的压力，所以放射线有形、无形对我们身心也造成很多影响。

在免疫医学上，已经知道压力会有形地破坏我们的淋巴细胞，造成我们免疫力很明显地下降。积久之后，自然我们的抵抗力就弱了，就生病了。

因此，酸性体质、缺乏症、压力，三个问题交错之后，形成我们现代的疾病。如果我们能从这三方面去破解，就能恢复健康。

酸性化的体质很容易矫正，只要饮食协调，就可以从酸性体质变成健康的弱碱性。

而缺乏症，只要采取自然饮食，再加上部分生食，不要全部熟食，则可以从自然的食物中找回缺乏的物质。我们从自然中取得食物，不要去破坏它，久而久之，缺乏的东西都能补足均衡，身体会恢复正常。

至于压力不论是外来的还是内生的，它主要是压在心上。我们要把心解放，把心解开，我们要在外在环境压迫之下懂得安然自处。

调整压力着重在调适我们的心，如果心病了，百病就会丛生。所以，只懂得"吃"没有用，即使吃进来的是很多健康食物，但是"心"如果病了，依旧会承载着很大的压力。然而心的问题，可以透过精神领域的薰修，让缠缚在心的绳索得到一个解脱的方法。

如果你把握这三个原则：让我们的身体不要日渐进入酸性化；懂得生活、饮食、起居，身心都向自然学习；好好为我们身心上的压力，找到良性的解决办法，那么万病都可以解决。

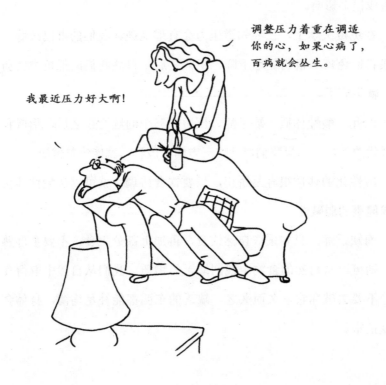

调整压力着重在调适你的心，如果心病了，百病就会丛生。

我最近压力好大啊！

相信慢慢大家都会知道，这是真理！

为什么我会有这样大的信心跟果断力？因为，有太多太多的病人，用了这个方法，自然而然就好了！哪怕是最复杂的癌症，或濒临精神分裂的人，都可以恢复，表示这的确是个真理。

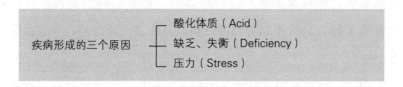

疾病形成的三个原因
- 酸化体质（Acid）
- 缺乏、失衡（Deficiency）
- 压力（Stress）

疾病形成的三个步骤

疾病的形成，绝非无中生有，任何疾病的产生都有三个阶段。

最初是不平衡的时期，其次是毒素的累积及不正常的分泌，最后则是真实疾病的形成。

（箭头后面为破解方法）

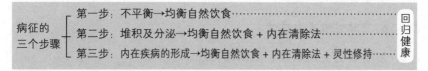

病征的三个步骤
- 第一步：不平衡→均衡自然饮食……………………………………回归健康
- 第二步：堆积及分泌→均衡自然饮食＋内在清除法……………回归健康
- 第三步：内在疾病的形成→均衡自然饮食＋内在清除法＋灵性修持……回归健康

★第一步：不平衡

几乎所有疾病的根源都是来自"不平衡"，因此自我的检视极为重要。如果我们还年轻，身体的一点不平衡现象，反倒可以很快平复，又归于健康。

如果失衡现象较为严重，则这些不平衡会持续出现，反复发生，好像身体的警报、自我保卫装置。

如果此刻我们依旧忽略，未加以觉察，或只是症状治疗，用一些止痛药、消炎药、肠胃药，这些无疑是消极地关闭了身体的警报系统。就像发生火灾，警铃已响，而我们却不去救火，只是把警铃关掉，只求不想听到警铃声，但经过一段时间，一定会酿成大灾变。

因此，我们认识并熟识"不平衡指标"，便是掌握自我身体，自我预防及自我调理。

什么是不平衡的指标?

1. 中度疲倦感。

2. 精神紧张，健忘，头脑不清楚，无法自我放松。

3. 头痛，肌肉紧张，局部麻木，抽痛，挛缩。

4. 食量突然增加，肠胃消化不良，特别喜欢甜食、高钠食物。

5. 全身或局部发痒。

6. 有时咳嗽或打喷嚏。

7. 自己感受到潮热、潮红或畏寒。

8. 易出意外状况，不安感、挫折感，心情郁闷。

9. 体重不正常增加。

第一个阶段不平衡现象的警讯，显示身体脂肪、甜食、盐分摄取太多，纤维质摄取不足，因此只要在饮食上妥善调整，就可以恢复平衡，得到健康。

如果听任这些不平衡现象存在，依旧摄取不当饮食，身体必然要格外卖力去清除过多的毒素、压力与废物，然后经由小便排尿、黏膜分泌黏液、咳嗽、阴道分泌物、做梦等等渠道排泄疏解，以达到它的平衡。

这些负责排泄的器官，如果负担过度，功能会开始减弱，例如肠道不通、便秘、腹泻、血管硬化狭窄、汗腺阻塞发痒、起疹、情绪不安稳、易动怒及失眠，进而全体免疫系统失调，进入第二个阶段。

★第二步：废物堆积及不正常分泌

走到这个阶段，表示第一个阶段的不平衡警告被忽略了。

第一阶段的不平衡现象就像跷跷板，一边老是低，一边老是高，后来愈偏愈多，低的愈来愈低，高的愈来愈高。也就是说身体里来自压力、情绪或食物残留下来的毒物排泄不出去，身体很拼命

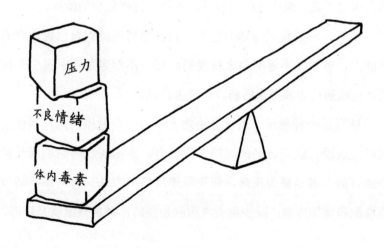

地排除，造成分泌物增加。

流鼻水、感冒、汗臭、狐臭、呕酸、白带多，或早上起来一直打哈欠、打喷嚏，遇到特别的事情就哮喘，皮肤痒得不得了，过敏等，这些都是应该要排除掉的东西排不出去，排泄的渠道有障碍。

进入第二个阶段有的人会口干舌燥、气喘，有鼻窦炎的会打喷嚏，或有些人皮肤过敏起红疹、女性的经期不调，以及有些人会常常关节痛、肿胀等。到了这个时候，毒素已经愈来愈多，等到可以发出来时，就会从皮肤或任何一个孔窍——眼睛、鼻子、嘴巴或借着粪便排出的方式跑出来。

大家会不会一天到晚容易感冒？其实感冒并不是病菌来招惹我们，想想为什么别人不感冒，独独你一个人感冒？

这是因为我们身体里头累积了太多废物，受不住了，想赶快找出口，一找到机会就往外冲，因此我们也就一天到晚打喷嚏、咳嗽，排出很多的分泌物。

只可惜我们治疗的方法颠倒了，一有咳嗽或分泌物就赶快买止咳药压住。我主张应该因势利导，才能把这些废物清除掉。

所以，感冒代表身体有这种"自己想要清除它自己内在毒素"的能力，感冒并不是细菌来找我们麻烦，不要老是要求医生开抗生素、止咳药、止流鼻水的药，那是害自己。

感冒是一种警示，表示分泌物太多。一个健康的人，当他很平衡时，就没有这些过多的烦恼，即使有，他很快就将它们清除掉。会感冒的人容易罹患疾病，避免罹患疾病的方法只有两条：减少毒素堆积和增加排泄；减少毒素堆积就是预防，增加排泄就是排毒。

　　从第二个阶段要恢复健康，最简易且有效的方法，莫若简化、净化饮食。就是说主要以均衡饮食，高纤维、低油脂、不含人工添加剂、低盐食物等，再配合内在清除法（inner cleansing），恢复健康。

　　我有一个朋友，他有三十五年至四十年的狐臭。我告诉他："狐臭代表肝的去毒能力出了问题。"他说："我到医院检查都很正常，你怎么说我的肝去毒能力有问题？"我教他应该怎么净化他的饮食，他很高兴，实行不到三个月，他身上近四十年的狐臭治愈了。

　　没有吃药，就只是好好地吃、排毒，再加上心灵修持，不杀害动物，不将臭烘烘的动物肉放入我们的肚子里，把我们的五脏六腑当成停尸间。我告诉他："动物吃荤，我们再吃它们，就等于把众生的尸体放入我们的胃肠里头，所以发出来的臭味不得了。"

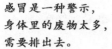

感冒是一种警示，
身体里的废物太多，
需要排出去。

我为什么一天到晚总是感冒呢？

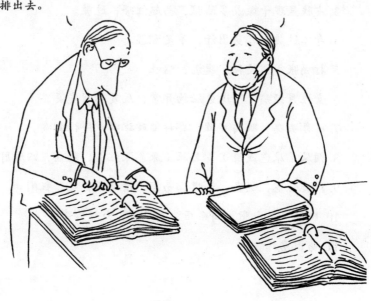

第二阶段，是因为身体里面存有太多不平衡的东西，一时之间调整不过来，要赶紧排出去。就像我们有垃圾，不是要往外丢吗？丢到哪里？皮肤和关节就是最常见的地方，所以皮肤与关节肌肉的毛病，也是门诊最常见的病例。我们是环保的尖兵，要把自己制造的垃圾消化掉，自己做环保。

　　将自己的垃圾好好处理就不会发生意外，就能够自由自在，清净安详。其他如情绪上焦虑、恐惧、发怒、情绪不稳、杂乱、吵闹，这些也不能往外倒，倒出去会变成各种病，那时候疾病就真的形成了。晚上睡觉不安宁，容易做梦，常常要靠安眠药才睡得着，这都是身体已经进入第二阶段了，而可怕的第三阶段很快就会到来。

　　第二阶段——废物堆积及不正常分泌的指标

1. 呼吸时有异味，身体有异味（体臭），口苦咽干。

2. 鼻窦充血肿胀，反复咳嗽、打喷嚏，经常感冒、气喘。

3. 皮肤呈现干燥或多油腻，易起红疹，过敏。

4. 身体过热，容易出汗，手足潮湿。

5. 打嗝胀气，便秘，腹泻，呕吐。

6. 女性月经痛，阴道分泌物异常，反复不断发炎。

7. 反复头痛，肌肉关节、脊柱僵硬疼痛，慢性背痛。

8. 频尿（尿色浅淡），乏尿（尿色深红），刺痛，四肢肿胀。

9. 严重焦虑，颓丧，恐惧，易怒，情绪不稳定，狂闹。

10. 肥胖，高血脂，高血压，高尿酸，血糖偏高。

11. 易出意外。

12. 夜卧不安宁。

★第三步：疾病形成

第三个阶段：固定的疾病已经形成，有着特定的名词，例如高血压、糖尿病、关节炎。

通常关节开始只是胀、痛、硬、酸、麻、软，还不至于肿、烫、热、不能动、骨头被破坏。前者称为"关节酸痛"，后者就是"关节炎"。

所以要把握这个时间赶快回到健康的状态。假设不慎已经走上疾病之路，通常大家会找医生透过医疗来帮忙。但是，医疗往往是愈帮愈忙，除非医生与你自己能够体会疾病的变化。

在我们的医疗体系里，我这种说法被视为异类，因为光讲健康观念，光讲教育民众，并不会替医院赚钱。

希望大家不要走到疾病这条路上去，因为走到这里来，苦不堪言，对我们医师来讲也是费尽了心思，难过的是，有的还挽回不了，只能看着他走，看着他生病，看着他受苦。

这些就像癌症、尿毒症、肝硬化、糖尿病的并发症、心脏衰竭、呼吸衰竭，以及很多加护病房里急迫的病。

急迫的病也不是一下子发生的，像心脏麻痹虽然是猝死，但是死亡绝对有原因，只是它来得很快，我们来不及救治罢了。

第三阶段——疾病形成常见情况

1. 慢性消化不良，饮食不正常，进食困难，溃疡。

2. 关节炎，骨质疏松症，痛风，退行性关节炎。

3. 偏头痛，长期习惯性头痛。

4. 白内障，听力障碍，记忆力丧失。

5. 失眠，精神萎靡不振。

6. 不孕症，性生活障碍。

7. 糖尿病。

8. 持续性感染，疱疹发作。

9. 肾或胆结石，肾脏病。

10. 躁郁症，歇斯底里症，精神分裂症。

11. 癌症（各种癌病变）。

12. 心脏血管疾病（心肌梗死，脑中风，高血压）。

13. 其他退行性疾病，免疫系统紊乱疾病，不明热。

14. 成药影响肝脏及肾脏的病变。

倘若不幸进入了第三阶段，也不可轻言放弃，因为更严格的饮食治疗、内在清除疗法、运动、适当药物疗法、心理及灵性层次的调整，均可收到意想不到的效果。

临床上，我们执行医疗时，倘若病患能够虚心接受，坚定信心，持之以恒地配合正确的饮食疗法，杜绝有害的食物，改变不当的烹调方式，就是再严重的疾病，也有很奇妙的转机；进而再酌量加以适当的药物疗法，心理建设及灵性支持，从死亡边缘挽回的病例，屡见不鲜。

健康的建立，在于平时的自我觉察。疾病的治疗，不可迷信药物，必须是全面性的。

16

如何分辨食物的优劣

你知道食物有多少种类？

健康自然的食物又该怎么吃？

健康的原则是什么？

以下的饮食观，会使你的身体净化，产生不可思议的力量。

我有一个病人患了八年的鼻咽癌，在台湾各大医院做过放射线治疗，也动过开刀手术。等到她完成两个月的疗程以后，很不幸地发现耳朵失聪了。从那时候开始，她挂上了助听器。

　　她来找我，我告诉她："你找错科了，这里不是耳鼻喉科。"她说："我不是要看耳鼻喉科，我也没有寄望耳朵能够恢复听觉，我是希望从饮食来改良病况。"

　　于是，我们讨论了一阵子，教她回家履行，请她一个月之后再来讨论实行的成果与心得。

　　她是一位家庭主妇，没有念过多少书，但是她是一位实践家。

　　第三个星期她要求一定要来看我，我不便坚持，于是答应她前来。

　　我原以为她有什么很大的病需要提早来看，结果她喜滋滋地满脸笑容问我："姜医师，您看我有什么不一样？""我看不出来！""您看！我不必挂助听器了！"我才知道，她助听器挂了八年，透过自然的饮食，只历经两星期的时间，就见效了。

　　她在家里孤军奋斗，因为她先生看她采用"食物的钻石组合"饮食法，很不以为然。但是她很勇敢。她采用这种饮食方法的第二个星期，突然觉得耳朵内有很大的震动，好像在耳膜上打鼓一样。到了第三个星期，她就听得到了。这不是奇迹，这是事实。从此，她不必再挂助听器。

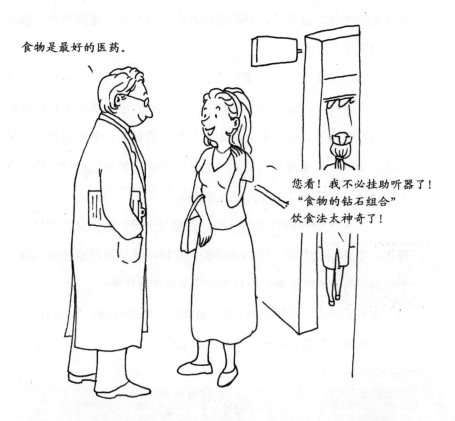

这个事实给我们很大的信心。在这个时代，我们可以不要做一个迷茫的人，当我们把食物送到口中的时候，就奠定了健康的基础。因此，我们可以选择健康，也可以选择不健康；可以选择疾病，也可以选择自在过一生。这是一个很自主的行动，很自主的决定。

　　健康的最高目标就是均衡且个体能处于高能量状态。达成这个目标的方法，虽然见仁见智，但是共同的一点，首先要确认"病从口入"这个事实，由此说明适当饮食的重要。

　　西方古医哲希波克拉底有句名言："食物是最好的医药。"合乎健康的饮食，摄取了，是最好的妙药；不合乎健康的饮食，摄取了，则是最毒的毒药。

有许多证据显示，人类头号大敌——癌症，它致癌的因素，百分之七十至八十，源自不当的饮食。我们到处可以见到为自己权益受损自救的抗争，却少见为我们身体健康的权益，争取最适当、最干净的食物、饮水及空气的人。大家好像醉生梦死地把现代许多有毒的食物，一口一口送入我们的身体内。

我们的生命仰赖食物的维系，食物对于我们整体身心的健康，提供了重要能量资源。适当而均衡的食物，犹如品质极佳的汽油，不但提供高效率的能量，而且不会伤及身体器官零件。

相反，不适当而错误的调配，犹如汽车燃烧煤油，不但效能差，而且殃及身体各部分器官，导致疾病生成。

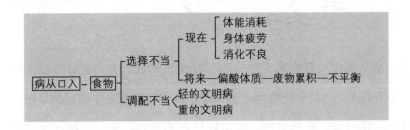

食物的四大分类法

你知道食物有多少种类？如何选择均衡的饮食？

一般人大概都知道食物分为五大类：碳水化合物、蛋白质、脂肪、维生素、矿物质。这是一般的分类。在此，介绍给大家的是另外四种不同的分类。为什么要用这种分类法，而不用普通营养专家告诉我们的五大分类法呢？

我有一个比喻，是这么说的：若要认识人，可依性别区分为男人、女人；或依种族肤色区分为黄种人、白种人、黑种人等。关于人的进一步内涵，如善恶、贤愚等等，并不能依此分类显现出来。

食物也一样，如果我们习惯于五大分类，食物里面的好坏、优劣、适不适合我们？我们全然不知。

分类能够让我们客观地认识各种食物的特性，知道食物的真实面目，使我们把五大类食物的面纱打开，重新真正认识食物的本质。

认识它之后，我们就能够真正地选择最适当、最实在、最合乎我们所需营养的食物。

结合古今中外智慧者、科学家、实践者的认知，我们可由四个方面来认识食物的种类。简列如下：

第一类食物：悦性食物、变性食物、惰性食物

第二类食物：酸性食物、碱性食物

第三类食物：高压力性食物、低压力性食物

第四类食物：阳性食物、阴性食物

第一类食物：悦性食物、变性食物、惰性食物

饮食影响健康是不争的事实，但饮食还能影响心理及灵性，远在古文明的中国及印度圣哲就有这种理念。他们对食物有极广泛、深入的研究与生活体验，所以把食物在身体层面的反应，提升至更高的层次，由单纯的供给生理需求的传统观念，进展到食物对人类心灵发展的深度影响。

西方科学家或现代医学生理学家，近百年来才开始试图了解数千年前早已为圣哲耳熟能详的真理，当然还有许多观点，截至目前的高科技文明，尚未能证实。

如最常见的大蒜，自古以来在食物归属上属于惰性食物，因它有害于身体及心灵的健康。虽然现代医学科技研究指出，它有非常神奇的妙用，可以杀菌、降血压、清除血脂肪及能够防癌，但它增加胃酸分泌，造成或加重胃及十二指肠溃疡，却也是不争的事实。另外，大蒜的刺激性，还会伤害微细的组织，例如使泪腺分泌增加、流眼泪、扰乱神经及心灵的安定。

近代医学科学实验研究显示：食物会直接参与脑部的工作。借着所谓的神经传导介质(Neurotrasmitter)的化学性作用，可以参与心智及生理的功能，包括记忆、睡眠、运动的协调性、疼痛感受、情绪变动、学习能力，甚至有关事实真理的认知等脑部高级中枢的作用。

譬如我们日常食用的大豆，含有丰富的卵磷脂(Lecithin)，这种物质主要参与记忆力的执行。又如我们选择碳水化合物及不完整蛋白质（欠缺必需氨基酸）含量高的食物后，就会使我们的脑部陷入昏沉数小时之久。这是因为食用碳水化合物含量高的食物之后，会刺激胰脏分泌胰岛素；胰岛素本身又会转变，增加脑内部的血清素含量；较多的血清素，会让我们呈现放松、安宁，甚至昏睡状态。

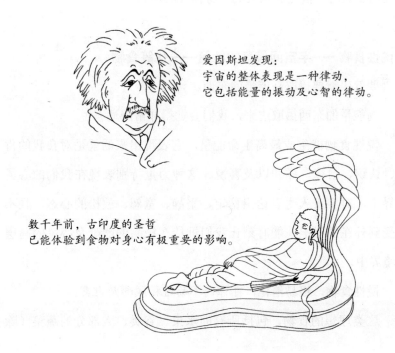

爱因斯坦发现：
宇宙的整体表现是一种律动，
它包括能量的振动及心智的律动。

数千年前，古印度的圣哲
已能体验到食物对身心有极重要的影响。

23

如果食物中含有较多的酪胺酸（Tyrosine），当它进入脑部后，会促进肾上腺素（Norepinephrine）的形成，它是一种令人思考敏锐，反应灵动的神经传导介质。而精神分裂症则与摄取过多的精氨酸（Arginine）有关。

数千年前，古印度的圣哲已能体验到食物对身心有极重要的影响。借着他们深入的内在检视，我们了解到宇宙的自然规律。犹如爱因斯坦的发现：宇宙的整体表现是一种律动，它包括能量的振动及心智的律动。

在宇宙中，含有各类的波动，如光波、声波、脑波、思想波。虽然它们有千差万别的现象，却具有一种单纯的形式——频率。所有食物也以它们各自精微的律动，在不同的频率波动中发挥作用，当人们摄取时，借此影响人们的身体及心灵。

★悦性食物——宇宙间最高的能量——优等食物

要健康就要摄取高能量的东西。

高能量的东西摄取进来，我们会觉得非常舒适喜悦。

悦性食物能生成最高生命能量，它表现出来的就是对自我的肯定、认识、自律、祥和以及喜悦。这种力量特别表现在我们的心灵境界中，对宇宙人生表达出稳定、平静、宽恕、放松的心态，且不易受到外在的影响，能时刻让我们维持在极高的能阶及心灵的高层次境界中。

悦性食物，极易消化，在体内不易堆积尿酸及毒素。

这类理想的食物，包括所有的水果、谷类、大部分的蔬菜（除

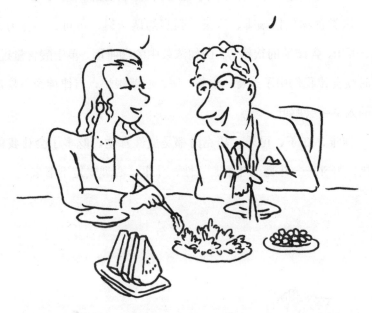

这些都是悦性食物，
易消化，能提升你的能量，要多吃。

这些全是我爱吃的。

了洋葱、蒜、韭、菇类外）、豆类、坚果类、所有温和的天然香料，及适度的绿茶、草药。

食用悦性食物者，通常都是长寿，不易衰老，保有充沛活力，很少罹患疾病。他们身体健康，强壮又无病，自然心情爽快、祥和，充满喜悦。

★变性食物——变性力量——中等食物

所谓"变"，就是它能够变好也能够变坏，在宇宙中存在着比较中等的能量，力量所及会造成不安的动作及情绪。

在心灵上，会使人倾向激动、神经质、不安定、自我无法控制及不能安定放松。它会刺激摄取者的身体及心灵产生变动，因此这类食物，应酌量使用，才不至于使心灵受到刺激而骚动不安。

这类食物包括咖啡、浓茶、强烈的调味料、可可、巧克力、酱油、可乐、含碳酸的饮料等。例如浓茶中的咖啡因、单宁酸含量过高，有时候会让我们中了茶毒。浓茶一喝，心跳很快，自律神经不稳定，有的人甚至会呕吐。

咖啡、红茶、可乐、巧克力都是变性食物，吃多了会让我们太积极，好斗——斗嘴、斗争、斗性、斗事，心理安定不下来。

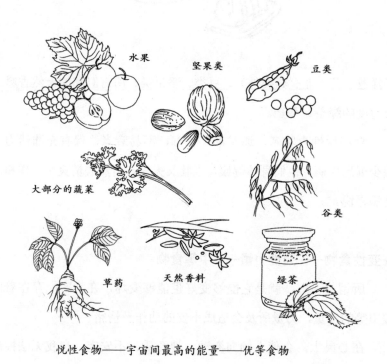

悦性食物——宇宙间最高的能量——优等食物

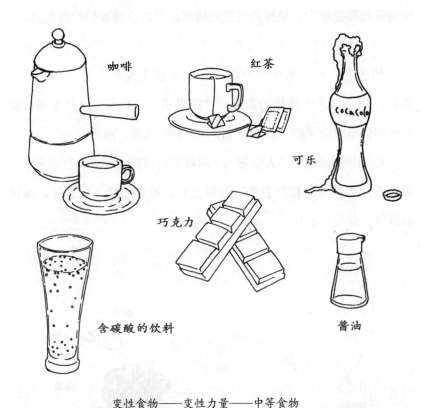

咖啡

红茶

可乐

巧克力

含碳酸的饮料

酱油

变性食物——变性力量——中等食物

★惰性食物——惰钝力量——劣等食物

惰性食物是最劣等的，站在能量的提供上，它提供给我们的是最低的等级。这类食物包括肉类、鱼类、蛋类、洋葱、大蒜、菇类、烟、酒、味精、麻醉药品等。

陈旧腐败的食物或放置太久的食物，均属于惰性食物。它会让我们的身体、心灵完全受到支配，出现懒散、粗鲁、愚笨、缺乏耐力、仇恨、昏昧、不安，以及缺乏生命力与开创力。身体机能上也容易出现倦怠和抵抗力、免疫力衰退的情形，所以会使我们经常生病。

有一回我到台北监狱看诊，前后两个钟头，从能够在外面自由走动的病人，到在里面完全限制行动不能出来的重犯（死刑犯之类），每个病人所抱怨的都是："我很累！"我问："是不是监狱长要你们做很劳累的工作？""没有呀！吃饱睡、睡饱吃。"

吃饱睡、睡饱吃的人会累吗？刚好那时候四点半，晚餐送来了，我一看，全部都是惰性食物，难怪会累，难怪心情不能稳定，难怪有越狱、有反抗心理。

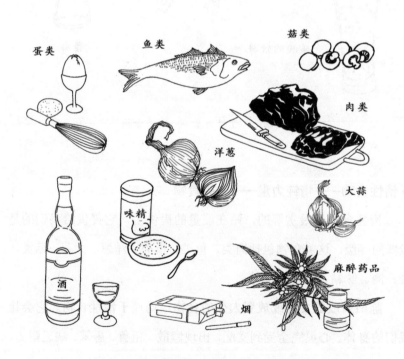

惰性食物——惰钝力量——劣等食物

所以，我很希望学校的校长、单位的主管、决策单位都认识健康的食物，因为他们一声令下，人们的健康就系在他们手里。政策如果能够改变，许多事情就迎刃而解。

如果学校、慢性病医院、监狱、精神病院能普遍推广这类健康食物，并且尝试及改革，一定会有始料不及的效果。

我郑重推荐，如果你要提升你的能量，一定要多加摄取悦性食物，酌量减少变性食物，断绝掉惰性食物，如此就能够朝向健康之道迈进。

悦性食物——最高能量——优等食物（应取）

变性食物——变动不安——中等食物（渐减）

惰性食物——惰钝衰退——劣等食物（应舍）

第二类食物：酸性食物、碱性食物

在自然健康的状态，我们身体应当呈现弱碱性，也就是血液酸碱度（pH 值）在 7.4 左右。

当身体处此弱碱状态时，体内极为复杂的各种生化作用均可以发挥极致。所有废物的排除，也能快速且彻底，不会累积在体内。

相反，如果摄取太多酸性食物，导致身体及血液转成偏酸性，久而久之，会导致器官衰竭，而衍生各种疾病。

我曾经有一个病例，患者是一位二十二岁即将自大学毕业的年轻人。他因为鼻塞、感冒、流鼻血住院，经检查确定为恶性淋巴瘤。

在他住院期间，他的餐饮必备炸鸡腿，否则无法进餐。

这位病人四年求学期间，每日早餐汉堡一份、可乐一杯，中晚餐均需一只炸鸡腿。而这种饮食方式已经达四年之久了。他的父母均很疑惑，原本活泼健康的孩子，怎么会骤然罹患绝症？殊不知，他平日摄取过量的酸性食物，身体长期处于酸化状态，导致净化血液器官之一的淋巴造血循环系统，负荷过度而崩溃，酿成癌化。

无穷无尽的疾病，论及它们治疗的根本理念，在于恢复生命体的本来面目——弱碱性。借着尽量减少酸性食物的摄取，增加碱性食物的质与量，使生命体回归到弱碱性状态，一切问题自然迎刃而解。

★分析食物的酸碱性

食物酸碱性的测定，并不是用舌头、味觉来品尝判定是酸是涩，也不是以石蕊试纸看它颜色的改变来判定的。

食物的酸碱性，决定于食物中所含的矿物质种类，及含量多寡比例而定。

营养医学上，判定食物的酸碱性，是将食物经过燃烧，烧成灰质，再取出以水溶解，测定它的酸碱度。食物经由胃的消化、吸收，是一连串燃烧的过程，而体内燃烧与空气中燃烧，几乎是相似状态，所以用这个方法模拟检定出食物的酸碱性。

必要矿物质中，与食物酸碱性有密切关系的共有八种：钾、钠、钙、镁、铁、磷、氯、硫。前五种进入人体之后，呈现碱性；后三种，进入人体后，呈现酸性。

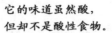

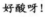

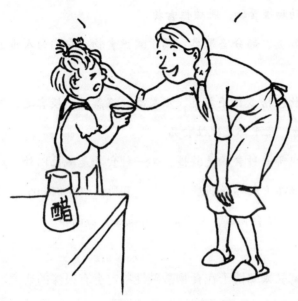

为什么醋及酸味果汁，舌头尝了会感到酸味，试纸测定也呈酸性，但到了体内反而不是酸性的呢？

食用醋及酸味的水果，含有有机酸的成分，如醋酸、苹果酸、柠檬酸等，进入体内吸收后，胰液、胆汁、肠液就以碳酸中和，再被肝脏吸收，很快燃烧成二氧化碳（CO_2），对人体几乎没有影响。所以它的味道虽然酸，却不列入酸性食物。

31

而柠檬、橘子、醋等食物，它的有机酸被分解后，留下许多矿物质如钾、钠、钙、镁等，反而显出碱性反应。

分析食物的酸碱性后，可以得到以下几项特点：

1. 大部分动物性食物，属酸性食物。

2. 大多数谷类、部分坚果类，属于酸性食物，它们为人类的能量来源。

3. 碱性食物包括多数蔬菜类、水果类、海藻类。换言之，低热量的植物性食物，几乎都是碱性食品。

4. 除了认识哪一种食物是酸性，哪一种食物是碱性以外，对于食物酸碱性的程度（或称强弱度），也应有所认识。例如吃了许多高酸度的食物，身体会偏酸，应以其他高碱性食物调和。

日本的西崎弘太郎博士在食物酸碱性鉴定上有很深的研究，请参考下表——食品酸碱度表。

食品酸碱度表

酸　性　食　品				碱　性　食　品			
食品	酸度	食品	酸度	食品	碱度	食品	碱度
乳制品、鸡蛋		油炸豆腐	0.5	乳·鸡蛋		茄子	1.9
蛋黄	19.2	略炸豆腐	0.2	蛋白	3.2	洋葱	1.7
乳酪	4.3	味噌	0	人乳	0.5		
		酱油	0	牛乳	0.2	菇类	
鱼贝类						香菇	17.5
鲣鱼片	37.1	蔬菜类		豆·豆制品		松茸	6.4
鲷鱼卵	29.8	慈姑	1.7	扁豆	1.8	玉蕈	3.7
鱿鱼	29.6	白芦笋	0.1	大豆	10.2		
小鱼干	24.0			红豆	7.3	海藻类	
鲔鱼	15.3	海藻类		豌豆荚	1.1	裙带菜	260.8
章鱼	12.8	紫菜(干燥)	5.3	豆腐	0.1	海带	40.0
鲤鱼	8.8						
鲷	8.6	谷物		蔬菜		酱菜	
牡蛎	8.0	米糠	85.2	魔芋粉	56.2	黄萝卜	5.0
生鲑鱼	7.9	麦糠	36.4	红姜	21.1	什锦酱菜	1.3
鳗	7.5	燕麦	17.8	菠菜	15.6		
蛤蜊	7.5	胚芽米	15.5	芋头	7.7	水果类	
干贝	6.6	碎麦	9.9	萬苣	7.2	香蕉	8.8
鱼卵	5.4	荞麦粉	7.7	红萝卜	6.4	栗子	8.3
泥鳅	5.3	白米	4.3	小松菜	6.4	草莓	5.6
鲍鱼	3.6	大麦	3.5	京菜	6.2	橘子	3.6
虾	3.2	面粉	3.0	百合	6.2	苹果	3.4
		麸	3.0	三叶菜	5.8	柿	2.7
肉类		面包	0.6	马铃薯	5.4	梨	2.6
鸡肉	10.4			牛蒡	5.1	葡萄	2.3
马肉	6.6	嗜好品		卷心菜	4.9	西瓜	2.1
猪肉	6.2	酒糟	12.1	萝卜	4.6		
牛肉	5.0	啤酒	1.1	南瓜	4.4	嗜好品	
鸡肉汤	0.6	清酒	0.5	竹笋	4.3	葡萄酒	2.4
				地瓜	4.3	咖啡	1.9
豆类		油脂		芜菁	4.2	茶	1.6
落花生	5.4	奶油	0.4	小芋	4.1		
蚕豆	4.4			莲藕	3.8		
豌豆	2.5			大黄瓜	2.2		

注：摘自日本西崎弘太郎博士的测定报告。

★酸碱食物的取舍

我们自我检查,如果平日有消化不良或健康状况不佳的情况,应该避免以下的酸性食物:

1.肉类、鱼类、蛋类,伤害人体最为严重。

2.所有淀粉类和谷类,尤其是经过精制加工后的淀粉类(如白米、白面包、白面条、饼干、冲泡式的精磨谷类餐包等)。

3.所有甜食,尤其是白糖、精糖、精盐所制成的果酱、果冻、糖浆、糖果、冰激凌、饮料(饮料极度酸性,且很快侵蚀牙齿)、巧克力、罐头水果等。

为什么精致加工食品,属于酸性食物?因为在加工、精制过程中附属在其上的碱性矿物质、营养素都消失掉了。仅剩下单一糖分,进入消化系统造成反应快速燃烧,并形成酸性物质。所以"吃白方糖很荒唐",舍弃原本具完整性营养的碱性食物,只为了色泽白净、颗粒细致,反而加速内在酸碱环境失衡,是步入酸质化体质与其他慢性病的主因,这也是我们日常生活中常见的错误饮食习惯。

4.调味料,泡菜。

5.葱、蒜、葷类。

6.部分豆类及坚果类,尤其是花生、豌豆、扁豆。

7.所有油类及奶油,油腻及油炸、油煎食物。

8.谷类可借适当地烹调及处理,减少它的酸性程度。譬如面包,倘若经过烤箱,稍微烘烤,其中的淀粉会转变成果糖。当它们转成这种形态时，就好像水果中的糖分，成为极易消化的碳水化合物。许多全谷类（糙米、糙米粉、黑面包、小麦胚芽等），与加工精制的谷类比较，酸度明显降低，因此大家应尽可能改用全谷类，取代白米与白面。

★食物中应当增加的碱性食物

1.蔬菜类：几乎所有蔬菜，尤其是绿色的蔬菜，都可以煮成菜汤。芽菜则是体内最好的清洁剂，含有丰富的维生素及矿物质。

2.牛奶必须是剔除了奶油的酸奶。

3.糖蜜、纯酿蜂蜜。

4.大多数的坚果类，如南瓜子、葵花子、杏仁、腰果、芝麻、核桃。

5.水果及鲜果汁：水果是食物中最容易消化的，因为水果本身的组成非常单纯，人们不需再耗费很多能量去消化。因此，在营养学上，常称水果为最佳的碱性食物，也是最好的体内清洁剂。

6.举例说明水果的优越性：

·柠檬：具有高度碱性。每天喝柠檬汁，可以治疗各种不平衡症候。

·香蕉：含有大量的钾，对神经有益。尤其因缺钾导致情绪低落郁闷时，香蕉很有助益。

·番茄：高度碱性，是很好的酸性中和剂，可以改善酸性体质。

·橘子：具有高度的清洁性，含有大量维生素C。

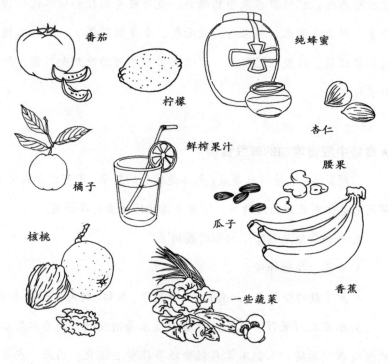

番茄　柠檬　纯蜂蜜　杏仁　橘子　鲜榨果汁　腰果　核桃　瓜子　香蕉　一些蔬菜

食物中应当增加的碱性食物

★决定食物酸碱性的考量因素

1.成熟度与否

成熟的蔬果通常为碱性；未成熟的水果，酸味重或涩味浓，为酸性食物。闽南俚语说："要买水果，最好是买在树上红的水果。"因为水果的成熟度高代表它是一种碱性食物，我们应选用成熟后才采摘的水果。但通常在市场经济条件下，果农都是在果实未成熟就摘下，以免过熟，事实上我们经常是摄取这样的酸性食物而不自知。

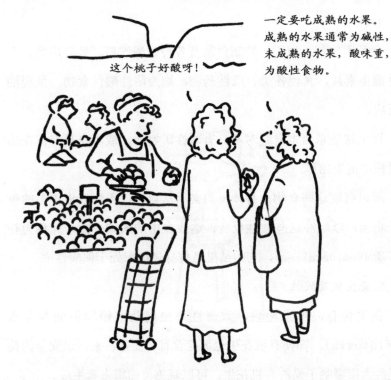

这个桃子好酸呀！

一定要吃成熟的水果。
成熟的水果通常为碱性，
未成熟的水果，酸味重，
为酸性食物。

2. 有机栽种或无机栽种

蔬果若生长在无机或喷洒化肥农药的土壤中，土壤所含的矿物质原本就缺乏，所以生长的蔬果所含的碱性矿物质不足，偏为酸性，有机蔬果则为健康的碱性食物。

3. 发芽与否

所有含植物蛋白的坚果、豆类、核果、谷物均为酸性食物，但有例外，例如豆类中的黄豆，坚果类的杏仁、巴西豆，种子类的芝麻，谷物类的荞麦、小米等。

含植物蛋白的种子等，若能经由泡水、催芽、发芽或到形成芽

37

苗，则酸性渐减而碱性渐增，最后反而形成具足碱性的营养食物。

4. 其他

食品添加剂，加工、精制食物及各种碳酸饮料，处方用药，合成性维生素片，其他各类合成性药物，均为阴性酸性食物，呈现酸性反应。

以上这些东西本身绝对不具有碱性矿物质，或本身具有但在加工过程中消失殆尽。

所以摄取这些食物，身体反而必须从自体内再释放出更多的碱性矿物质，以缓冲这些酸性反应，达成血中的酸碱平衡。此称为补充矿质 (Remineraling)，它的结果是使身体组织处于偏酸性中。

5. 花生极具酸性

花生含有高度危险性，致命性杀虫剂及致癌物黄曲霉毒素 (aflatoxin)，即使有机花生也可能含有黄曲霉毒素。最安全的花生是经太阳曝晒干燥的有机花生，可以避免黄曲霉毒素生成。

6. 牛奶酸碱性各有说辞

克劳弗特医生 (Dr. Crowfoot) 等依尿液测定为碱性反应。

莫特医生 (Dr. Morter) 等依其含有大量的蛋白质，断定必然形成酸性食物。

酸性及碱性食物选择表

极酸性	酸	性	中性	碱性	极碱性
未成熟的酸性水果	未成熟的水果	酱油	酪梨	成熟的水果	无花果
西瓜子	干梅子	饮料	植物油	大多数蔬菜	成熟柠檬
核桃	李子	药物		番茄	红萝卜汁
花生	消毒杀菌生乳	酒精		小米	甜菜汁
苹果醋	消毒牛乳			荞麦	蔬菜汁
发酵食物	乳酪	浸泡过的谷物、种子、坚果		大海藻	味噌
蛋	消毒奶油	多数煮过谷物		生牛奶	维生素 K
肉类	动物油	多数坚果		生羊奶	已发芽的豆类
维生素 A	白糖	多数种子		发芽中的豆类	已发芽的种子
维生素 C	大多数豆类			黄豆	小麦草汁
	豆荚类			小麦草	
				苜蓿芽	
				葵瓜芽	

我们所说的酸碱平衡是有形的饮食平衡，不要忘记我们在精神食粮上面也有酸碱不平衡的时候。

笑口常开是一天，忧愁苦恼也是一天；忧愁苦恼是把苦吞进去，笑口常开是把快乐喷出来。说实在的，这都不是很平衡。

平衡是心不波动，了了分明。大家一定要下手去用功实践，才能够体会什么叫作健康，小小的一步你就会有所体验。

碱性化的过程当中要保持情绪的稳定，避免产生"酸性的情绪"，也就是中医讲的"喜、怒、哀、乐、爱、恶、欲"。

《印光大师文钞》中记载：有一个妈妈产后喂母奶，她与先生经常有口舌之争，吵架过后就给孩子喂奶，过了不久，孩子却因病夭折了。

然而，生了第二胎又是同样的情形，她的先生还是常常和她笑口常开是一天，忧愁苦恼也是一天；
忧愁苦恼是把苦吞进去，
笑口常开是把快乐喷出来。

吵架。

到了第三胎时她遇到一个很好的医师，经过两次丧子的疼痛，他告诉她："你情绪要控制好，因为你情绪不好的时候奶里面会有酸毒，这样嗔恨的毒带到奶里，奶进入孩子的身体，孩子也会中毒。"

所以我们情绪不能稳定的时候，贪心、嗔心、痴心、慢心、疑心，还有对"我"的放不下，这些都可以造成我们无法计算的酸毒，那种酸性化的程度简直是无边无量。

我们了解了之后要让自己过一种平衡、低压力的生活方式，透过选择清净的、低压力的食物，我们的生活就能够配合食物产生喜悦，平和，不激动、不嗔恨。

食物会影响心情，心情会影响选择，之后就会促进肝脏排毒、肾脏排尿、大肠排便，因此整个完整的排毒、愈合工作都可以在我们身体里面完成。

> 身体健康——弱碱性
> 身体偏酸、摄食偏差——衍生诸病
> 酸性食物含磷、氯、硫——鱼、肉、蛋、乳类、甜食、油脂（应舍）
> 碱性食物含钙、钾、钠、镁、铁——蔬菜、水果、豆类、海藻（应取）

第三类食物：高压力食物、低压力食物

高压力食物，是指摄食后足以产生各式各样生理及心理上的变动，小则轻微不适，大则容易造成慢性病，例如糖尿病、心脏病、

高血压、肾脏病、肝病、肺病，甚至癌病变等。

而低压力食物则是均衡调和、中庸平和的食物。食用之后很平和，使身心平静。

现代饮食多属于高压力性食物，传统饮食则是以低压力食物为主。

★现代饮食——高压力——高脂肪、高糖分、高蛋白质、高盐分

十九、二十世纪工业革命以后，尤其是晚近的二十世纪五十年代之后，整个世界因为产业改革、工业升级、科学进步、交通发达，使得世界上每一个地方的疾病几乎都相同了，现代文明病大肆侵袭已开发国家与未开发国家。

为什么普天之下，大家所得的都是差不多的疾病？我想这是因为美式食物侵入、登陆了。

美式食物提倡的是现代营养——高油、高盐、高脂肪、高蛋白、高卡路里的食物。这种饮食的改变使得全世界都共同得了一种病，叫作"现代文明病"，这就是高压力食物之下的产物。

而所谓的高压力食物简单归类成四类就是：高脂肪、高糖分、高蛋白质与高盐分。

高压力食物

高压力食物我们天天都接触得到，不过，你认不认识它？

(1) 高脂肪

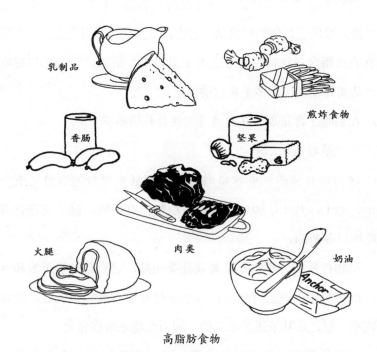

乳制品

煎炸食物

香肠

坚果

火腿

肉类

奶油

高脂肪食物

高脂肪食物包括乳制品、煎炸食物，脂肪含量高的肉类、坚果、火腿、香肠、奶油等。

高脂肪食物，在临床上，可生成不良压力性效应——动脉血管硬化，过多黏液分泌，眼、耳、鼻、气管、胃液、泌尿生殖道等经常充血，而且分泌物增加，终致心肝胆肺肠及生殖系统功能障碍。此外，精神思想及情绪会有阻滞及不安感。

脂肪的来源有两个：一个从动物，一个从植物。动物性脂肪多半都属于饱和性的；植物性脂肪有两种，一类是加工过的蔬菜油、种子油，例如椰子油、棕榈油、植物性奶油；一类是天然植物性油

43

脂。而动物油脂与加工过的植物油脂对健康都有很大的威胁。

食物的脂质含量达到百分之百的有奶油、色拉油、做蛋糕用的鲜奶油，即使它是低脂鲜奶油，它的含量都达到百分之九十。香肠、热狗的油脂含量也都在百分之八十五以上。所以，看起来很好吃的东西其实好吃的部分多半在它的油上。

我们吃了含量那么高的油进来就会有很多麻烦。

第一是难消化。

动物性食物的油脂含量通常都达到基本含量的百分之五十、六十、七十、八十，因此摄取这些动物性食物时，除了吃进营养，还吃进很多油脂。

动物性脂肪，不管是家禽或乳类制品，它们都是属于饱和性脂肪，很难消化。进到胃里头，八个小时都还不能完全吸收，所以通常饱吃一餐之后肚子还是胀胀的，因为食物还堆在胃里。

动物性脂肪（饱和性脂肪酸）是提供胆固醇的重要来源。所以，没有胆固醇的东西，在动物性食物里面很不容易找到。植物性的脂肪几乎都是清一色不带胆固醇的，因此要降低胆固醇一定得在植物类食物中寻找。

然而，我们人体是不是一定需要外来的胆固醇呢？不尽然，因为我们的身体自己就会制造胆固醇，不需要从外面摄取，它有能力组合我们所需要的量。我们从外面吃进来的胆固醇都是多余的，而它们就存在血液里，所以验血发现胆固醇太高，这都是吃进来的！吃进来又消化不了，就堆积在血液、脂肪、肝脏与其他的组织中。

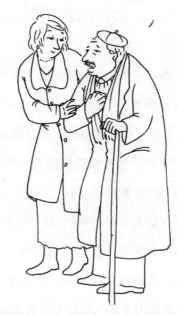

胸口好痛呀!

可能是心绞痛犯了,
我赶快送您去医院。

举例来说,影响到心脏,造成血管动脉硬化。

这些动脉硬化后就会造成循环不良的结果,轻的是麻木感,觉得某两只手指头,或某一条腿麻麻的,这些都是循环不良的原因,而不畅快的理由是脂肪干扰造成的;重的时候则会阻塞,血脂肪塞在血管里面。

我们身体有几处血管非常重要,譬如心脏里头有个冠状动脉,只要稍微被阻塞,血液过不去,我们就会觉得胸痛、流汗,要赶快送急诊室,这就是我们常常看到的"狭心症",也就是心脏好像被两座山夹住一样。

这是因为血液过不去，血管太小，被血脂肪阻塞了。如果勉强过去了，疼痛就会消失；假使完全被阻塞，就是心肌梗死、心肌坏死，那就要住进加护病房。有时候可能一两天就会死亡，这就是突发性心脏麻痹。

脂肪无处不到，它主要会造成通路上面的阻塞。

如果脂肪塞在肠子里的血管，肠子会不通，造成肠阻塞，这时大便就带黑色、带血，有时候会肚子痛，拉血，甚至造成腹膜炎。

如果阻塞到下肢，像糖尿病的病人一样，甚至变成坏疽，可能就要截肢，是很可悲的事情。

还有一些地方是大家看不到的，就是它阻碍到细胞的血液循环。很细微的血液循环大家看不到，不过当这些循环不通畅，细胞就会缺氧，就会变性，接着就是癌病变。所以脂肪太高也会换来身体各处的变化，这些都是因为氧气供应不够所带来的结果。

因此，动物性脂肪摄取太多，会导致这一连串的问题。

然而加工提炼的植物油也有害处，因为它们的组成是不饱和脂肪，它在人体里也一样难消化。凡是经过加工的就有问题，你们有机会到大豆色拉油、花生油的工厂参观，就知道问题在哪里。

想想看，花生什么颜色都有，为什么花生油清清如水？不带一点杂质？这里面因为添加了很多防腐剂、漂白剂、抗氧化剂、稳定剂，让它的性质能够稳定。所以，不管你买的是什么油，凡是经过加工提炼的，就要有这种知识：我们不但不容易消化，而且我们运用它的过程也会出问题。

人体的器官功能设计是不是需要额外摄取油脂？答案是否定的，

我们不用再另外摄取，因为从自然食物里取得的油脂就已足够了。

我们身体有储存和制造自己所需脂肪的方法，从水果、蔬菜、谷物种子、豆类中就可以得到我们的所需，因为我们需要的油脂并不多，而且能够通过水果里面很容易分解的糖分分解之后再组合成我们需要的脂肪组织，完美无缺。

所以，根本不需要再摄取其他的油脂，何况这些外来的油脂都经过烹调，烹调因经过加热，使肝脏成为一个很受累的地方。

然而这些不能够消化的油，在胃不能消化，肠不能消化，就堆

食物烹调过程当中通常会把油脂加热，
除了不好消化之外，
还易产生"致癌物"。

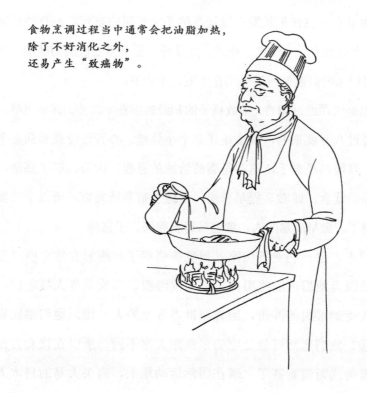

47

积在血液里。血液堆积之后，一部分就堆积在肝中。因此，现在好多人都有脂肪肝，那就是油脂太多的关系。

脂肪肝是肝病变的第一步，接下来，慢慢走上肝发炎，然后肝硬化，甚至演发成肝癌。保肝不是靠吃保肝片，但只要不摄取或减少摄取这种经过高温加热过的油，你就能够得到很好的保肝效果。

食物烹调过程当中通常会把油脂加热，除了不好消化之外，还有一个可怕的事实并没有人告诉我们，就是它会产生"致癌物"。油脂经过加热（尤其是不饱和脂肪），会变性，然后致癌。而食物煮熟之后维生素C也全部破坏了，根本没办法抗拒癌病变。

接着谈谈脂肪对雌激素的影响。

如果小女孩在生长发育过程吃的是很节制的东西，不是油腻腻的，不是速食品——炸鸡、炸鸭、炸排骨，差不多她们的初经期（第一次月经来的时候）应该平均在十五、十六岁。

但是现在经过调查，多数孩子的初经提前在十二岁，甚至更早。我还碰过八岁就来的，根本她还是个小娃娃，心智还没成长到那个程度，月经已经来了，这都是脂肪给她的恩赐。因为摄取了高油、高蛋白的饮食，雌激素提早分泌，促进生殖系统发育，所以十二岁就成熟了。愈早成熟的人，愈容易得乳腺癌、子宫癌。

日本、尼日利亚等国家，得乳腺癌和子宫癌的女性之所以很少，是因为她们油脂吃得少。但明治维新、二次世界大战之后，日本人受到很大的冲击，因为跟世界各地的人一比，他们都比别人要矮！他们想到可能是吃的东西跟人家不同，所以在饮食方面也跟着美式习惯看齐了。现在国际运动场上，高头大马的日本人多得很，平均身材已经增高，但是得癌症的比例也增加了，守不住过去他们祖先很好的传统。

根据美国的调查，六十岁以上的男性，百分之四十前列腺肥大。前列腺肥大固然是良性的，但它也是前列腺癌的前兆。男性的前列腺肥大与高脂肪、高压力性食物的摄取有很大的关系。通常容易得这种病的男子有个特征：性能力（性行为）都在很早期就发动了，平时也摄取较多的高脂肪食物。

脂肪阻塞血管使血液的流速缓慢，单位时间内通过的血液变少，若堵在心脏会得心脏病。由于前列腺也是有血管的，所以脂肪吃得多，在泌尿系统的血液循环相对会下降。这种人平常会发生性无能的感觉，一天到晚想找偏方，找补阳药、壮阳剂、威而钢，这是因为他的血管受到阻碍，在功能上面导致无能的结果。

然而此病的导因在于摄取高脂肪、高蛋白质的食物，这些食物有干扰雌激素的作用，会提升男性雄激素。由于这些人心理上的需求达不到，造成了身心不协调，所以他们苦闷，到处找医生，到处看病——但是怎么也治不好。

因此，根本解决的方法是调整饮食，把饮食上面的偏差，高蛋白、高脂肪的东西减少，不但血管不容易硬化，身心也得到调和。脂肪不去干扰激素的分泌，身心的压力就减少了。

平常我们大家都知道，糖尿病很难控制，不论是年纪大的，或是年纪轻的，只要得了糖尿病，医生只是教我们要控制血糖，吃降血糖的药，或注射胰岛素。其实不只是如此而已，假设血液里面脂肪还是很高，脂肪都会干扰这些胰岛素的作用。

所以糖尿病要能够控制好，必须采用高纤维、低油脂、低蛋白的饮食，以一至三个月为期，这时胰岛素的用量自然可以减少，甚至降血糖的药量也会减少，最后只剩下饮食控制，你就变成一个不再需要倚赖药物的人。

可乐、汽水、碳酸饮料都是埋下糖尿病、慢性病的祸根，所以不要贪图方便，应该自备茶水，因为开水是最好的清洁剂。另外也可以再加些柠檬汁，不要喝碳酸饮料。因为饮料都是酸质的东西，吃进来使我们身体偏向酸性就酿成糖尿病！

减少或阻断摄取高脂肪食物，可以避免高血压、各种过敏病（如皮炎、气喘、鼻炎等）、肥胖、心脏病、糖尿病、胆结石、肾结石、肠胃不适、大肠癌等癌症。

(2) 高糖分

高糖分食物，包括各种甜食、精糖、蜂蜜、玉米、果糖糖浆、人工代糖、巧克力等。

摄取高糖分食物，在临床上会造成血糖不平衡、胰脏过度疲乏，久而久之波及肝、脾、肠道，抵抗力减弱，情绪波动很大，经常自觉疲倦衰弱。

糖类不是不可以摄取，应该摄取，但是要知道什么是好糖，什么是坏糖，对于糖的品质应该要了解。

好糖就是不经过加工，很原味的糖，像甘蔗、甘蔗汁、红糖、粗糖。加工的糖是细细的、白白的，像晶糖、白糖、细白砂糖，甚至有很多的代糖（糖精）。加工糖会对身体有很大的危害，汽水、巧克力、可乐这些东西都添加了这一类的糖。

50

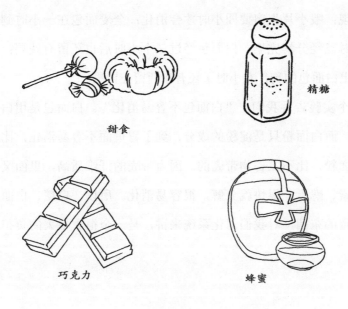

甜食

精糖

巧克力

蜂蜜

高糖分食物

糖有两种：淀粉和果糖。淀粉是多糖，必须要转换成双糖或单糖才能利用。果糖来自水果、蔬菜，是很简单的糖，吃进去很快就完全消化。因此，如果要补充糖分，应该要有一部分取自蔬菜、水果，它非常容易消化，不费力。

取自淀粉的糖一定要经过煮熟，这是很重要的一点，淀粉食物没有煮熟非常难以消化。我们不吃生的五谷，不吃生芋头，也不吃生番薯。因为它们一定要煮熟，到了胃里才能消化。

苏联有位科学家做了一个实验，他喂小狗四种不同的东西，第一组喂小片小片的牛肉，第二组喂白面包，第三组喂全麦面包，第四组喂肉加面包。四组小狗都加设导管，定时回抽它们胃里的东西。

结果发现：喂小片牛肉要四小时才会消化；全麦面包在一小时到一个半小时已经分解完毕；白面包经过三个小时后也还留有残层；而吃肉加上白面包的狗，八小时了还有东西留在胃里。

这个实验告诉我们，"白面包不容易消化"。白面包是用白面粉做的，而白面粉只是淀粉的成分，到了胃里面不容易消化，比不上全麦面粉，比不上谷物带壳的，因为带壳的纤维质高，里面又富含维生素、酵素，很快就分解，很容易消化。所以，白糖、白面包这些精致的东西，对我们消化系统来讲，是一个很大很大的负担与考验。

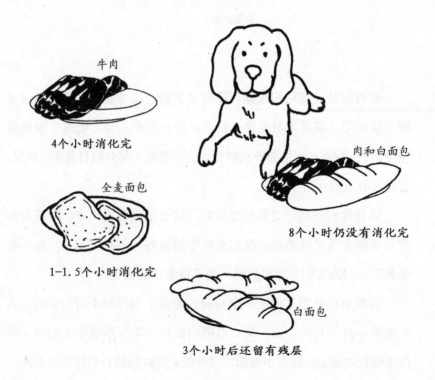

牛肉
4个小时消化完

全麦面包
1-1.5个小时消化完

肉和白面包
8个小时仍没有消化完

白面包
3个小时后还留有残层

糖是碳水化合物，不容易消化，这些东西存留在胃肠里太久，容易产生便秘、打嗝、吐酸水、消化不良、胀气，这都是来自我们吃了太多精致的东西。

白面粉、白米都一样，都是这一类的，它们会造成消化不良。这些消化不良的东西在肠胃道直接的有上述影响，间接的会反吸回我们的血液，就跑到我们身体内最脆弱的地方。如果一天到晚皮肤痒、湿疹、鼻塞，就不要再吃含精制糖的食物（白饭、白面包）。

临床上我遇过一个病例，他是个小孩子，从出生以来就带着异位性皮肤炎，这是皮肤病里面很难痊愈的一种，身体抓得没有一处是完好的，直到十岁都一样，晚上根本睡不好，一直抓痒。在学校，同学看到他的病都会害怕，不敢和他坐在一起，怕被传染。所以这个同学非常自卑，也很难过，看了许多医生，他们只是给药涂抹而已。

有一回我们认识了。我对他妈妈说："要不要试试看，或许会有效，把你给孩子吃的甜食全部停掉，包括可乐、饮料、小点心、饼干、巧克力、洋芋片，改用新鲜的水果当作正餐，他爱吃的时候你就拿水果给他吃。"我还教她自己在家做全麦馒头。

结果非常神奇，只有十天的工夫，她打电话来告诉我说："我的孩子手上的某一片皮肤好像换了皮一样。"她非常高兴，孩子也兴奋得不得了，对自己这套饮食有无限的信心。

这孩子对妈妈说："我愿意一直这样做，因为十天代替十年惨痛的经验，十年来没有一天好日子过，现在只是很简单地丢掉这些甜食而已，就能够得到这么神奇的效果，何乐而不为？"所以，治

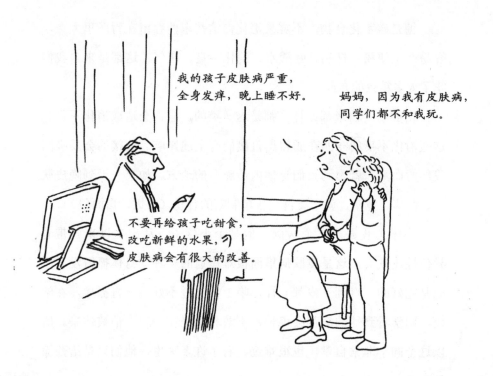

病没有什么困难，只要懂得道理就很容易突破。

减少高糖食物，自然可以减少低血糖的发作、糖尿病的发生、歇斯底里的情绪反应、肠胃症状及癌症的发生。

(3) 高蛋白

高蛋白食物，包括动物性肉类，尤其红肉（如猪肉、牛肉、羊肉）及蛋类等。

摄取高蛋白食物，会造成酸碱不平衡。所摄取的食物若以动物性肉类及蛋类做蛋白质的来源，所含的磷质通常相当高，它们属于酸性食物，会形成酸碱不平衡及毒害。

蛋白质经过消化之后，剩下很多不能够消化的酸质，例如尿素

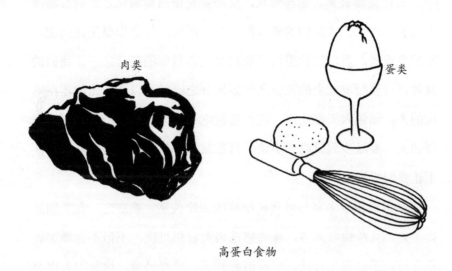

肉类　蛋类

高蛋白食物

氮。所以，蛋白质摄取过多，身体的酸质会升高，这些酸质就是含氮的酸质，会增加肝脏、肾脏的负担。

　　拿老鼠或猫做实验，一组喂平常食物，一组喂高蛋白。喂高蛋白的猫与老鼠很容易生病，而且寿命很短，因为它们的身体酸质化，使得抵抗力减弱，造成过度疲累。因此为了保护及延续肝肾功能，必须大幅减少蛋白质的摄取。

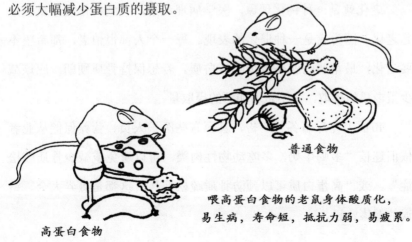

普通食物

喂高蛋白食物的老鼠身体酸质化，易生病，寿命短，抵抗力弱，易疲累。

高蛋白食物

55

常常觉得疲累，全身酸软，这些就是蛋白质消化之后的废物排不出去，先堆积在我们的肌肉组织里。所以，如果你要生龙活虎，要远离疲倦，蛋白质的摄取量要减少到你目前的三分之一。我们的身体，只要摄取过去的三分之一到四分之一就可以了。比如还在吃肉的人，如果六天都吃肉，现在只能吃一天半。本来一天吃一块排骨的人，要减少到只吃一小块。日数减少、量减少，这才能够保证不让我们疲累。

高蛋白摄取多寡与骨质疏松症成正比关系。换言之，乳类制品如牛奶、乳酪摄取太多，或动物性肉类食用过度，不但不会增加钙质含量，不会强化骨质，反而溶解骨质，消耗钙质。这是因为肉类及乳制品含磷量相对高（属酸性食物），血液酸度增加，自然由骨质中抽取钙质，以维持血液中的酸碱平衡。由此可知，身体吸收及利用钙质的能力，取决于饮食中的磷质含量。

食物中钙与磷比例愈高，骨质损失就愈少，骨架就愈强健。蛋白质摄取愈多，骨质中流失的钙质也就愈多。

老化就是一种钙化现象，医学病理观察，看到钙化现象就当成是老化，因为它是一种退化的表现。每一个人都很怕老，都希望不要老化，最重要的就是减少吃蛋白质。若想保持骨质硬朗，应该减少蛋白质的摄取，并不是增加钙的摄取量。

市面上充斥着各种广告，甚至有些医护人员、营养保健从业者依旧迷信"多喝牛奶，多吃动物性肉类，可以避免或减少骨质疏松症"，或"高蛋白质可以预防骨质疏松症"。这都是愚弄大众、错误的健康资讯。

上了年纪之后，照腰部 X 光，如果发现有骨质增生，医生会告诉你："这是退行性关节炎。"因为钙质本来应该保留在骨头里面，它被溶出来变成增生的骨质，长到旁边，这就是"退化"。

老年性白内障就是钙质跑到晶状体，造成了堆积。钙质流失到肩关节就造成"五十肩"，手举不起来。简单地说，就是钙质不能保存在应该保存的地方，它被迫流出来，流到身体脆弱的软组织。

流失到关节就造成退行性关节炎，到皮肤就造成皱纹，到泌尿系统就造成肾结石、膀胱结石、尿道结石。所以不要问怎么用药溶解这些结石，只要蛋白质少吃一点，不要随便补钙，以免把钙溶出来到这些不正常、不应该存在的地方。

钙质流失到血管就变成血管硬化、钙化，无奇不有。流失到心脏的瓣膜就造成二尖瓣缺损、三尖瓣闭锁不全、主动脉闭锁不全等

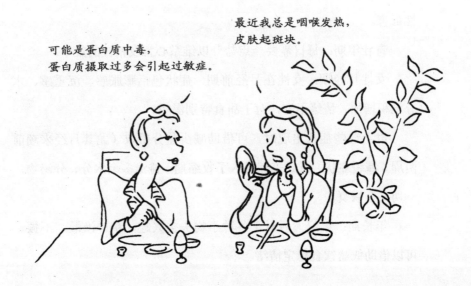

最近我总是咽喉发热，
皮肤起斑块。

可能是蛋白质中毒，
蛋白质摄取过多会引起过敏症。

瓣膜病症。这都是老化过程的一种现象，都是钙质大量地从骨骼输送到软组织，也是老化、早衰的原因。

蛋白质的摄取量是不是太多，我们自己可以检查。如果蛋白质摄取过多而中毒，会发觉口、唇、咽都有灼热感；皮肤有斑块，一抓就起斑；头痛、腰背酸痛、疲累等。这都是蛋白质中毒，摄取过多所引起的像过敏病一样的征兆。

阻断高蛋白质肉类食物摄取，可以避免肾结石、肾脏病、肝脏病、关节炎、骨质疏松症、乳腺癌、前列腺癌、胰脏癌，也可以更长寿健康。

(4) 高盐分

盐分的需求量，随着人体的成长及生理状况有差异。

婴儿期：婴儿身体扩张、成长比例极快速，对于具有收缩性的盐分需求量极低。不要随意给婴儿添加含盐的食物，会造成高压力性毒害。

青壮年期：每日需要一点盐分以维系心智及精神的集中。

女性月经期：女性在月经前期，症状包括膨胀感、沉重感、水分堆积增加、情绪不安，对于甜食特别渴望。

以上这些症状出现时，可借助减少盐分摄取（尤其月经来潮前两周）减缓症状。月经来潮进入了收缩期，排泄多余水分、分泌物，一切又会恢复。

年长期：年纪大后对于各种事物失去兴趣，精神涣散，不振。可以借助低盐饮食稳定情绪。

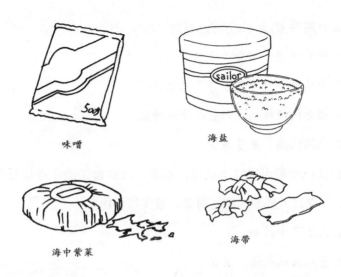

味噌　　　　　　海盐

海中紫菜　　　　海带

比较好的优质盐分食物，可酌量添加

其实我们的日常三餐中，并不需要再额外添加食盐，因为日常食物里，均有或多或少的盐分，如果再添加，极易发生过量的问题与毒害。

比较好的优质盐分来源，如味噌、海盐、紫菜、海带等。但分量只要酌量添加一点即足够。

在购买盐时，应注意不要采购精制食盐，因为它缺乏稀有矿物质元素。也不可食用味精，百害无一益。应购买手工制作的粗盐、海盐，因为其中含有丰富的稀有矿物质（如镁、锌、铜、碘等）。

临床上出现以下状况，表示盐分摄取太多，应当切断盐分的摄食。

1. 感觉紧张。

2. 夜间磨牙。

3. 口渴厉害。

4. 突然渴望吃甜食（平日吃太咸的关系）。

5. 牙关或口腔感觉很紧，无法张开。

6. 颈背僵硬疼痛，四肢沉重或肿胀。

7. 血压偏高，尿量减少。

相反，如果出现以下状况，反而可以酌量添加一点盐分食物。此时最好取自天然的味噌、海带、紫菜等食物。

1. 无法集中精神。

2. 感到极端疲倦，衰弱。

3. 极易感冒、伤风，或感染。

4. 平日经常摄取过多甜食。

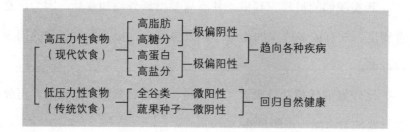

★传统饮食——低压力——低脂肪、低糖分、低蛋白质、低盐分、高纤维（四低一高）

世界各地、民族、文化各具有传统的食物，按照地理方位每个民族的土地生产出来的粮食称为"传统食物"。

譬如在中国，南方人以米为主，北方人以小麦、大麦为主；日本人以米为主；印度人以米、小麦为主；中南美洲以马铃薯和玉米

60

为主；俄罗斯则以荞麦为主；而他们都是在主食之外再配以蔬果。

因此基本的食物都是依循各民族的地域性、风俗性，建立其各具特色的主食文化。

按人体生理的结构及功能，显示这种组合是合乎天然，应乎生理的设计。

我们可以从以下五个方面来进一步剖析：

牙齿结构： 人类有三十二颗牙齿，其中二十颗用以磨碎多数含有高纤维的食物，如全谷类、种子、常绿带叶及根茎的蔬菜。

内在器官： 人体内在器官对谷类、豆类、蔬菜所组成的饮食，能很平稳地工作，例如碳水化合物可提供稳定的热量，不会增加胰脏过度劳动。相反，如果饮食中含有太过量的蛋白质、糖分、盐分、饱和脂肪，器官中的肝、肾、胆囊、心脏，均会过度工作，变成疲乏衰弱及障碍。久而久之，造成能量下降，衍生很多疾病。

肠道结构： 传统饮食含有高纤维，高纤维可以达到人体自我调节及清除废物的功用。相反，现代饮食（如美式低纤维、低渣、高油脂、高糖、高蛋白）会导致消化机能迟缓、消化不良、腹胀、便秘，埋藏了大肠癌罹患率偏高的直接因素。

肠道内有益的菌落： 以全谷类为基础的饮食，会促使肠道内有益菌落的生存。如果饮食被过多脂肪、糖类、肉类，或人工化学添加剂（如食物中残存的农药、防腐剂、抗生素、激素等）取代时，有益菌落会死亡，取而代之者是有害的微生物。此时，可以借助摄取发酵（如味噌）食物，或生食芽菜活化肠内有益菌落，以改善健康状况。

血液成分：低油、低糖的饮食，血液循环较为通畅。高脂饮食会使血液浓稠、阻滞。此外，高糖饮食会造成体质衰弱，胰岛素分泌增加，胰脏对血糖失去自动调节的功能，终致糖尿病形成。

低压力食物

低压力性食物——低盐、低蛋白、低糖、低脂肪，再加上高纤维，能够让我们保持身心健康，让我们均衡，让我们身体回归到弱碱性。

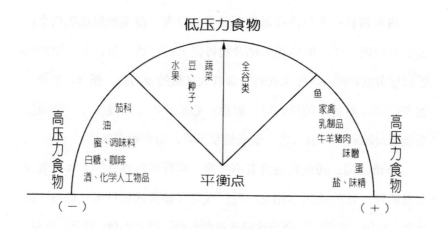

第四类食物：阴性食物、阳性食物

我们生存的地球，各种类的生命均以两种相对自然力量，维系生命的平衡性。东方国家称为阴阳学说，细论之则有五行（金木水火土）相生相克的说法。西方国家则称为收缩性力量及扩张性力量。收缩力代表促使人体组合起来，形成致密坚实的个体，其中地心引力是最强的收缩力代表。扩张力则是对抗地心引力，是一种离心力，或一种推力。这种力量的形成，足以围绕人类的大气层，提供我们呼吸、思想活动，以及感受环境变迁的作用。

在自然界中，从宏观到微观，处处都蕴含这两种力量的存在，相互协调，相互制衡，一收一放，一阴一阳。

阳性食物就是收缩性的食物，阴性食物就是扩张性的食物。因此，在健康均衡饮食上，我们要摄取微阳收缩性食物及微阴扩张性食物。

★ 健康的微阳收缩性食物

1. 健康微阳收缩性食物的特性

· 致密，沉重。通常长在地上或深入地里。

· 较易保存，不易腐坏。

· 生长在较寒凉的气候（属秋冬作物），成长缓慢，树型矮小。

· 性质坚厚，含高纤维，煮熟后方能食用。

· 它的性质温暖且干燥，味道辛咸，多半适合熟食。

· 含钠离子多，也就是盐分偏高。

· 果实似肉、多肉，或内容充实。果实外表坚硬，水分少，叶细菱角形，不易煮熟，愈煮愈硬，向心力强。

2. 健康微阳收缩性食物对身体所产生的效应

· 提供生理性活动力。

· 有目标，能集中注意力。

· 具有果决力，独立性强，竞争性，紧张，压力大。

•理性科学性，属于偏向左脑思维的效应。

★健康的微阴扩张性食物

1.健康微阴扩张性食物的特性

•多孔洞，疏松，轻巧，可透气，有渗透性。

•易腐败，不易保存。

•往地上生长或爬在地面上，成长快速，树型高大，或如蔓藤般，属春夏季作物。

•生长于较暖和的气候。性寒、凉、湿，味道甘、甜、酸，略苦。多半适合生食。

•含钾离子多，果实外表柔软，水分多。

•叶大而圆，易煮熟，多汁，多叶。

•离心性强，煮熟后即刻变嫩变软。

2.健康微阴扩张性食物对身体所产生的效应

•提供精神上、心理上、心灵上的活动力。

•敏感度高，能轻松地工作。

•心情愉快，温柔，调顺，具同情心、忍受力，合作性高。

•感性艺术性，属于偏向右脑思维的效应。

3.不当摄取阴阳性的食物

(1) 过度扩张偏阴型

摄食偏差——习惯性摄取较多甜食、蜂蜜、巧克力、高油食物、酒、咖啡、汽水、可乐、太多水果、酸乳酪、太偏阴性的蔬菜（如芋头、马铃薯）等。

引起的情绪变动——这类物品极易消耗能量，形成疲惫，手脚末梢冰冷，体质偏于阴寒。生命力表现得没有朝气，精神涣散，自觉喜怒无常，多梦，迷糊，焦虑，伤感，没有企图心，无助感，担忧，恐惧，过度敏感。生理上，腹泻，分泌物增多，极易感染或感冒，若有病则缠绵不尽。

(2) 过度收缩偏阳型

摄食偏差——习惯性摄取太多肉类、鱼类、海鲜、乳酪、蛋、乳制品，以及含盐分高、添加味精的腌熏制品，炸薯片、饼干、罐头食品等。

引起的情绪变动——感到兴奋激动，喜与人竞争、争斗，没有耐心，顽固倔强，高傲自大，愤怒，暴力，强迫性人格，易发怒，感觉迟钝。生理上会出现紧张、沉重，身体发烧，便秘，口干舌燥，急躁，有挫折感。

(3) 两极化间交替变动型，兼具阴阳偏失

摄食偏差——摄取高糖分、高油脂、饮料、酒之后，会使人有虚脱无力感。自然会偏好高蛋白质的鱼、肉、蛋类、乳制品及高盐分食物，试图借此以求均衡。所以临床上这种两极化的摄食形态，会不断地重复循环不已，如跷跷板的两端，一高一低，此起彼落，追逐不息。

引起的情绪变动——可以发现在同一个人身上出现双重的情绪波动，两极化间交替徘徊，变动不定。影响所及，生理的变化，也是寒热不定，阴阳错杂，非寒非热，亦寒亦热，虚中有实，实中有虚。人虽虚弱却不能吃补。外表看似健康，实则经常罹患感

65

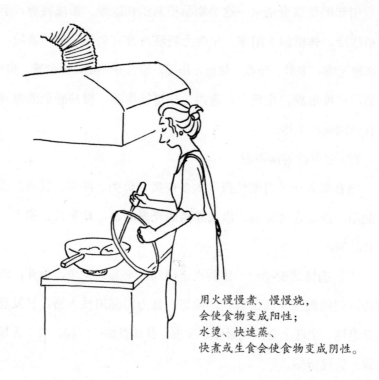

用火慢慢煮、慢慢烧，
会使食物变成阳性；
水烫、快速蒸、
快煮或生食会使食物变成阴性。

冒或有宿疾。

　　所有的偏差，只要选择中庸的食物都可以调适过来。只要舍弃极偏阴及极偏阳的食物，代之以摄取全谷类、蔬菜、瓜果，就能打断这个永无止境的循环模式，进而获得情绪平和。各种过度的激躁或过分的消沉，均会自然缓解，逐步远离太过刺激、太重口味的饮食习惯，自然而然地择取清淡、低压力性、中庸的均衡食物。

　　(4) 食物烹调法与阴阳属性的关系

　　烹调法会影响食物的阴阳性质，改变食物的能量。

　　同样一种食物，做法不同时，它的阴阳会偏差。希望食物变成阳性的，就用火慢慢煮、慢慢烧；要让它变成阴性的，就用快速法——水烫、快速蒸、快煮或生食。

如果用果汁机搅打或冷冻，会偏到很阴；食物用烤、煎、炸会偏阳，会上火，这样都不是很好。

大家最容易忽略掉的是：所有食物经过微波炉处理后，就失去它原有的能量，变成几乎一无可取，一种极阴的食物，对我们的身体非常不好。希望大家把家里的微波炉当成一个箱子装东西就好，不要再使用它了，因为这是最破坏食物特质的一种烹调法。

4. 季节变化与阴阳食物的摄取

(1) 夏季饮食形态（以摄取阴性扩张食物为主）

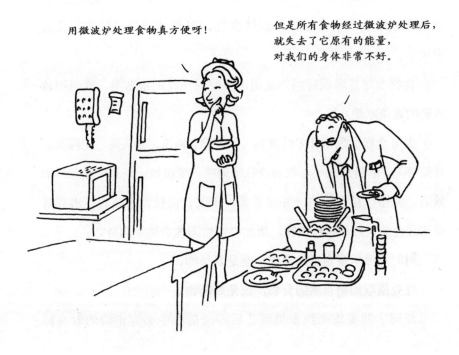

用微波炉处理食物真方便呀！

但是所有食物经过微波炉处理后，就失去了它原有的能量，对我们的身体非常不好。

暖和的气候，应多摄取一些扩张性微阴食物，借着适当烹调法，协助我们达到放松身心，增益精神的目的。

所以应快蒸、快煮、快烫，生食分量可以增加。食物以保持清凉新鲜为宜。

多吃向上生长，叶多、汁多的嫩绿色食物，减少盐分使用。并多利用生姜、嫩姜、柠檬、米醋、九层塔等天然新鲜调味料调味。忌用太多冰冻食物，夏季贪凉，反而会种下往后阴寒虚衰的体质。

(2) 冬季饮食形态（以摄取阳性收缩食物为主）

寒凉的气候，应多加选择收缩性阳性食物，以提供舒适暖和及充足的力量。

烹调方法是快炒、快煎，小火慢慢煮，加压煮或焖烧的方式。避免在冬季食用太多油炸、炭烤食物，以免体质偏于燥热，化成虚火。

食物上尽量多保持温热食用，多吃向地性的根茎类，或组织较致密的蔬菜水果。

也可选择绿色粗壮多叶食物（如牛蒡、南瓜、大头菜、花椰菜、甘蓝等）。酌量加入一点海盐或味噌调味，或添加一些海中蔬菜（如紫菜、海带、昆布等），并以老姜、干姜、肉桂、小茴香、肉蔻等温和暖性的天然调味料调味，增加收缩性阳性食物的功效。

时时观照觉察自己的身体，便是好医师。

处处摄取均衡自然的食物，就是好药物。

介绍了四类均衡饮食类别之后，深信心中必有正确的取舍标准，择善坚持，捐弃往昔的恶习，重新建立正常的均衡饮食观念，是迈向健康之道的第一步。

生理特质与食物调配

食物调配就好像医生开处方，首先要对每一种药物的性能、特质有所认识，才能够调出一道道适合病人的处方，对症下药。

做饭做菜也是一样，三餐的饭菜就是最好滋养、疗养我们身心的，所以绝对不可以随随便便从冰箱拿出东西，就随便煮，不是这样子的。

通过对食物的认识，要选择对我们有益的。

如果不知道调配的方法或原则，胡乱地搞在一起，而且又不知道哪个该先吃，哪个该后吃，摄取时没有任何禁忌，这样想要得到健康是很困难的。

譬如大家现在懂得选择悦性食物，懂得选择碱性食物，买了很多青菜水果，摆了一桌都是，但是吃下去之后仍然抱怨："姜医师，吃得肚子动弹不得，又胀气——哪有快乐？都是烦恼！"

为什么吃了悦性食物，反而带来苦恼呢？错不在食物，错在我们不懂得调配。

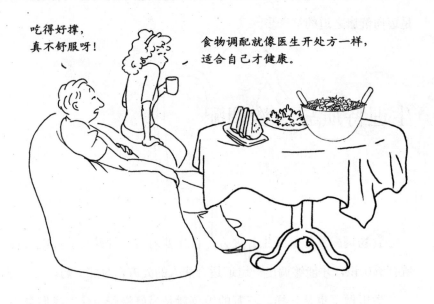

　　一个好的厨师、好的调配者，他能够调配得又新鲜美味，又有益健康。调配是门大学问，不懂得调配依旧不能得到真正的健康。在学习调配之前，应当认识人体生理消化、吸收、利用的真实状况，方能运用自如，臻于健康之道。

认识生理特质

★消化的途径

　　食物由口腔摄取，借着牙齿的咀嚼与唾液充分混合，开始进行消化过程，经由吞咽通过喉部会咽区，送入食道，转入胃中，按食物种类，分门别类依序消化分解，再缓缓送入小肠做最后的吸收。

消化过程中，第一步自我咀嚼非常重要，若不能细嚼慢咽，经常会造成消化不良。随着年龄的增加，咀嚼次数也应增加，以期达到充分消化的目的。

然而咀嚼除了帮忙食物消化之外，也刺激脑部的活动，减少退化。

★消化的执行

食物中含有淀粉，消化信号从口腔即开始发动，由唾液腺分泌淀粉酶，选择口腔碱性环境发挥它的活性，把多糖的淀粉分解成简单的糖。淀粉酶在胃液强酸环境中会被破坏，无法发挥作用。所以摄取五谷类含淀粉的食物，应当在口腔中充分咀嚼，方能获得妥当分解，有助于消化吸收。

食物中若含有蛋白质，则会被送入胃中，在胃液强酸（以盐酸为主）环境下，由胃蛋白酶分解成较小分子衍生蛋白质（peptons）。然后再转运到小肠中，借由另一种肠蛋白酵素（erepsin）分解成氨基酸。

食物中若含有脂肪类时，也会被送入胃中，等待胃脂肪酶（gastriclipase）分解脂肪。

但分解脂肪必须在中性偏碱性的环境中进行，若在强酸环境，反而会抑制胃脂肪酶的分解作用。

★胃的排空现象

消化食物的过程中，通常要考虑三个因素：

1. 酸碱性环境决定食物的消化能力。如蛋白质须在强酸条件下，淀粉须在碱性环境，脂肪则必须在中性偏碱性的环境。

2. 每个消化腔道含有它特定的消化酶，以便执行特定消化工作。

3. 由胃到小肠，不同种类食物，胃的排空现象，也会随之变化。

有关胃的排空时间，情况如下：

1. 如果单独摄取水果时，水果停留于胃的时间不会超过一小时。由此可知水果是极易消化的食物，一小时以内就会完全排空，进入小肠吸收。

2. 淀粉类食物的排空时间约为二至三小时。

3. 蛋白质类食物的排空时间约为四小时。这是指在含有盐酸的胃液下完全分解，不受外界干扰时。

4. 脂肪类食物的排空时间约需六至八小时以上。

5. 其他若摄取较复杂的食物，如干燥的豆类，则非常不容易消化，因为其中含有高浓度的淀粉及蛋白质，这种食物的组合，至少需要五至六小时以上才能完全消化。蛋白质分解需要强酸环境，淀粉消化却需要在碱性环境，所以蛋白质的排空先完成，淀粉延后。结果淀粉在胃中延长分解时间，造成糖类的发酵及腐败。

食物若停留胃中较长时间，容易生成腹胀、打嗝、吐酸、口中有异味、口臭，代表食物的组合不当，导致胃的排空延长，消化不良。因此，食物积存在胃中时间太久，会造成食物腐化现象，进而干扰到营养成分的吸收与利用。

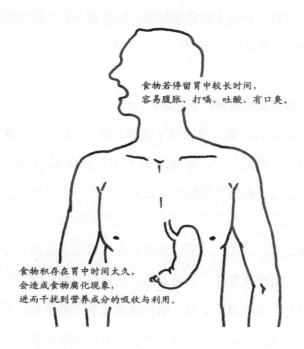

食物若停留胃中较长时间，
容易腹胀、打嗝、吐酸、有口臭。

食物积存在胃中时间太久，
会造成食物腐化现象，
进而干扰到营养成分的吸收与利用。

★影响胃消化的因素

胃的内壁有35000条腺体，每天分泌3.5升胃液（主要是盐酸），用以促进蛋白质的分解。

胃搅拌食物，是靠肌肉收缩的。我们所摄取的东西，一层层堆积起来，从最靠近胃内壁的东西开始消化起。肌肉的收缩，波浪式的摩擦动作，从上到下，连续不停。尔后消化搅拌均匀，使食物变成浓浓的糨糊般，缓缓地送到幽门瓣，进入十二指肠。

假使有大量的胃液流入十二指肠内，就会侵蚀十二指肠壁，发生溃疡（消化性溃疡、十二指肠溃疡占75%，胃溃疡仅占25%）。

正常生理幽门瓣有节制性，每次仅能容许少量食物通过，绝不会超过十二指肠（其为含碱性消化液）的容量。因为摄食的先后顺序、食物的配合组成，都与消化吸收息息相关。

影响胃的消化机能有以下因素：

1. 食物的温度：冰冷食物会延缓胃的蠕动。如喝一杯冰水或吃一大杯冰激凌，胃的温度，由摄氏 37 度骤然降低至 11 度左右。约需半小时以后，才能恢复温暖。在这段时间内，一切胃的消化分解蠕动完全停止。

2. 情绪的影响：生气动怒，满脸通红，胃也会涨红。害怕时面如死灰，胃也会变成灰色。兴奋紧张时，胃会剧烈收缩，胃液分泌增加三倍以上。而焦虑不安时，肌肉蠕动几乎完全停止，胃液分泌也会减少。此时如果吃东西，食物就会原封不动堆积在胃中，使人感到又胀又饱，极为不适。因此，情绪不稳定时，最好不要再吃东西了。

3. 刺激品的伤害：如胡椒、蒜、咖啡、酒精、尼古丁等，会刺激胃的内壁，使胃的内膜马上充血，像火灼烧般，并促使分泌大量胃酸，增加胃溃疡的机会。

4. 药品的影响：如阿司匹林会刺激胃壁，造成胃的糜烂及许多出血点。

★影响小肠消化吸收的因素

人类的小肠分成三段，第一段是约 25 厘米长的十二指肠，第二段是 2.5 米的空肠，第三段是 3.5 米的回肠，最后则是 1.5 米的大肠，所以肠道约有 8 米。

　　小肠犹如一座复杂的食品加工厂，它能使食物变成血液里正常的成分，提供人体无数万亿细胞的食粮。如果不是小肠将食物做化学性的转换，就算摄食再多，依旧无法利用。

　　小肠除了纤维质如硬果皮、芹菜筋等无法消化外，其他没有不能消化的。

　　当十二指肠分泌激素，注入血液中，刺激胰脏即刻分泌碱性的消化液，每天就有一升左右的消化液会流入十二指肠，用以中和胃酸。如果失去这种功能，十二指肠溃疡就形成了。

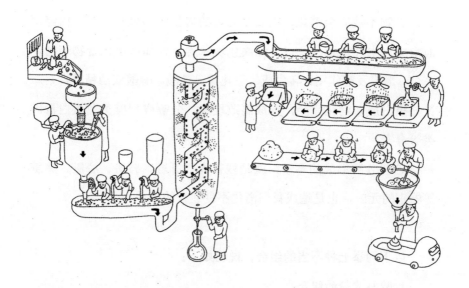

小肠犹如一座复杂的食品加工厂，
它能使食物变成血液里正常的成分，提供人体无数万亿细胞的食粮。

每天流到小肠的消化液，尚有两升的唾液、三升的胃液、两升胆汁以及肠液，合起来约有八升。

肠壁内有几百万根绒毛，为分解及吸收食物的场所，最后，蛋白质及碳水化合物被送入血液中，脂肪则取道淋巴循环系统。

小肠消化一顿饭时间，约需三至八小时。精神紧张，服用药物，细菌侵入，会加速小肠的蠕动而导致腹泻。忧虑不安，饮食不当，药物作用会影响小肠蠕动停顿，形成便秘。

★列举不当的食物组合

食物如果组合得宜，不但能获得完全消化，营养成分也能得到完整吸收。

食物不能完全消化，主要是胃内的排空时间延长，在胃内停留而形成自生性毒素，及自生性腐化现象等。譬如碳水化合物未消化完全，形成发酵作用，转生成二氧化碳、乳酸、醋酸或酒精等毒素。又如蛋白质未消化完全，形成腐败现象，分解成尸碱类及蛋白毒碱类等毒素。

这些分解形成的毒素，就是残害人们肝脏、肾脏、心脏、胰脏等器官的元凶，也是造成我们消化不良症状的来由。

以下列举七种不当的组合，说明如下：

1.酸与淀粉的组合：

·因为所有的酸均会破坏淀粉酶，因此在酸性食物存在条件下，淀粉类的分解必然受到阻碍。这种酸包括水果中自然存在的酸，或食用醋所含的醋酸，均会导致淀粉在胃中停留而发酵及腐败。

·酸味水果与甜味水果不宜合用。

·五谷、面包、马铃薯等淀粉类，不要与水果合用。

2. 蛋白质与淀粉的组合：

·唾液分泌淀粉酶，进入胃的强酸环境中会遭到破坏。蛋白质的消化却须在极酸性（盐酸）环境中进行。所以蛋白质与淀粉的配合是酿成许多肠胃病的诱因。

·例如米食、面食，再配以鱼、肉、豆类制品或种子坚果类，在我们日常生活中处处可见。

3. 蛋白质与蛋白质的组合：

·每一种食物中所含的蛋白质，皆需要有特定的消化液及不同的消化时间，来进行分解动作。

·两种以上蛋白质混合使用时，消化会变得很困难。

·蛋白质的消化是食物消化中最困难的一种，因此我们摄食时，最好每次仅摄取一种蛋白质。

·我们通常会选用两种或两种以上的坚果类合并使用，这是不太理想的组合。

·最近的研究显示，蛋白质的需求，在每一餐食间，并不需要具备所有的必需氨基酸。

4. 酸与蛋白质的配合：

·蛋白质的消化必须在强酸中进行，胃蛋白酶仅在盐酸环境才能活化运作，其他的酸（如水果的酸）的确会破坏这种酵素。

·当水果与蛋白质混用时，水果会积存停留在胃中，直到蛋白质完全消化为止，此时在胃部停留的水果也会发生发酵现象。

• 有一个例外：坚果或种子类所含的蛋白质，不像其他鱼肉等蛋白质那么容易腐化，因为其中含有高量的油脂。

蛋白质在胃中消化分解，脂肪会抑制它的作用，因此蛋白质反而在胃内获得了完整且最强消化液的消化作用。所以坚果、种子合并水果使用时，并不是水果的酸延缓消化液的分泌，而是借着坚果及种子内含的脂肪来达到这个目标。由此得知水果可与坚果或种子合用。

5. 脂肪与蛋白质的组合：

• 脂肪会抑制胃部消化液的流速，达到干扰或抑制蛋白质的消化作用，导致食物的消化作用迟缓，造成消化不良。

• 因此我们不需要额外增加油脂的获得，因为大多数含蛋白质的食物，均含有足量的脂肪。所以任何额外添加的脂肪，均会造成消化上的障碍。

• 使用含蛋白质食物时，避免再混入奶油、油、酪梨等高油脂食物。

6. 糖与蛋白质的组合：

糖会抑制胃液的分泌，也会干扰蛋白质的消化。水果中的糖分及商业上所用的精糖，均会有干扰现象。糖分留存于胃中，也会进一步发酵，所以这种组合不适当。

7. 糖与淀粉的组合：

• 当淀粉与糖合并使用时，淀粉会被隐藏起来，致使淀粉的消化作用受到阻碍，唾液腺不会分泌淀粉酶。

·糖进入胃部，会造成发酵的腐败现象。

·这种组合在我们日常生活中常常可以见到，例如：摄取糕饼。糕饼是由含淀粉的面粉，配合为了调味所用的精糖所制成的。

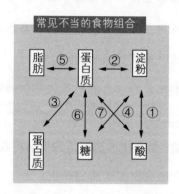

常见不当的食物组合

食物调配的原则

食物本身就赋予治愈疾病，增进整体健康的能力。

通过对食物种类的辨明，明智的抉择，与适当的食物调配，我们的每一餐都能洋溢慈祥和乐，远离疾病，身心自在。

健康绝对不是用高价位可以买卖的商品，健康是自我亲身经历且付诸实践的坦途。

★十项重要原则

1.食物经辨明种类后，选择以蔬、果、谷、芽为主。

2.每餐建立以蔬菜或水果为中心的调配法。

3. 蛋白质、脂肪、淀粉摄取量宜减少。

4. 淀粉、糖类与蛋白质、酸性水果切忌等量混用。

5. 水果、瓜类宜单独摄取。

6. 调配食物要种类单纯，简单勿复杂，减少人工调味料。

7. 烹调方法及时间，以减少破坏食物本身养分为主。

8. 食物以季节性、地域性采收为主。

9. 食物栽培以有机栽种、无农药及化学制剂残存为佳。

10. 两餐间隔四至四个半小时以上为宜。

整个食物的配合，要点在于把握蛋白质与淀粉不能够等量相混。违背了这个要点，会造成很多疾病的产生。

蛋白质必须要在酸性环境才能消化，淀粉则要在碱性环境消化，酸碱不协调，不能混用。

虽然自然界里面蛋白质与淀粉组成的东西非常多，可是天然食物里有没有看过又含有高蛋白、又含有高淀粉的任何一种食物？自然界没有这种组合模式，可是人们却常使用这种组合，把高蛋白与高碳水化合物混用，所以我们的胃当然会承受不了，因为这违反了自然。

自然界的组成，以肉类来看，是以蛋白质为主；碳水化合物则主要是含糖成分，含量非常的少。所以肉类是以蛋白质与多数的油脂组合而成，它的碳水化合物含量不多。

反观五谷类，如全麦、大麦或糙米，主要以碳水化合物为主，它的蛋白质不到百分之十，脂肪不到百分之五，很好消化。

自然界长远保留下来的东西，不会因为物竞天择遭到淘汰，这表示它的结构成分有值得我们学习的地方。

今天我们做一餐饭，弄得什么东西都是最高，什么都是最多，什么都是百分之百，根本就是糟蹋了我们的肠胃，根本就不能消化，最后当然会衍生很多很多的慢性病，这一点大家要好好地思维，要把调配的观念改过来。

淀粉与蛋白质不能配在一起，是指不能够"等量"组合。

蛋白质在一餐之中最好不要超过三种，否则对肠胃不好。

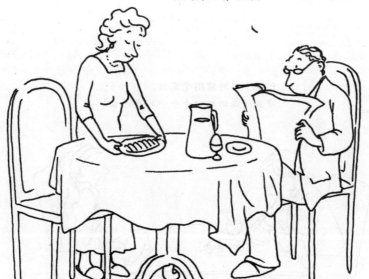

蛋白质在一餐之中最好不要超过三种，不要又吃鸡蛋，又吃牛肉、羊肉、大豆，这样蛋白质太过复杂，会使我们的胃搞不清楚，所以只要单独地选择一种蛋白质就够了。

常听说"少量多餐"，虽然少量，但是根本还没有消化下一餐就来了，所以胃病永远治不好。

一餐与下一餐之间要隔四到四个半钟头。而消化不良的人不要吃夜宵，晚上必须减少摄食的总量，并减少碳水化合物的量。如果以蛋白质为主，那就很好消化，不会到隔天还有残留。

早餐进食不是看时间，而是看有没有这个需要，以我们自己生理的需求来决定要不要吃早餐。

如果前一天晚上没做什么，早上也没什么事情需要做的，肚子

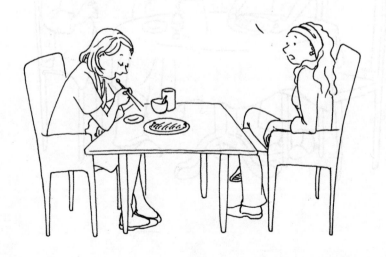

你两个小时前刚吃完饭，
应该间隔四到四个半小时再进食。

还是胀胀的，八点一到仍然不该吃早餐。所以，食物的选择、食物的需求要看我们个人的生理状况，不是时间到了就吃。

在这一辈子当中，从来没看过牙科医师的人很少。但是牙齿有病，医生怎么告诉我们？"你要多刷牙，要用加氟的牙膏，买牙线，要怎么刷怎么刷。"看你的牙齿不行了，就说，"拔掉，装假牙，牙齿要矫正"。有哪个医生告诉你"少吃酸性的东西，少吃糖分"？可能有，但，是少数。

其实，看种族健康不健康就看他们的牙齿。以非洲老祖宗的牙齿为例，以前非常饱满，三十二颗牙；现在牙床结构全部改变了，牙齿凌乱，齿槽变得很小，不够长。十六颗在下面，十六颗在上面，长得凹凸不平，很少有完整的。

牙齿的毛病出在哪里？应该让口腔维持在碱性的环境。我们吃了很多酸的东西，例如糖等，它没有办法消化，卡在牙齿，所以整个口腔环境偏向酸性。而长期处在酸性的环境里，长期磨损，就造成牙周病、蛀牙，种种无奇不有的病。

有些小朋友不能断奶，拿着奶瓶睡觉，将来发展成为奶瓶性龋齿，很可怕。它会蛀到使得结构整个变小，长不出健康的牙，而且奶有乳酸，会腐蚀牙根，牙齿怎么会好？

所以牙齿如果不好，赶快保持在碱性环境下，大量地摄取碱性食物，尽量杜绝淀粉、糖分的食物，即使不用加氟牙膏，蛀蚀的地方也会慢慢变成很好的组织。

以前有个病例，有位年轻的病人，上下牙床总共蛀了十六颗，牙科医师不知道该怎么办，拔也不是，不拔也不是。后来他找到一

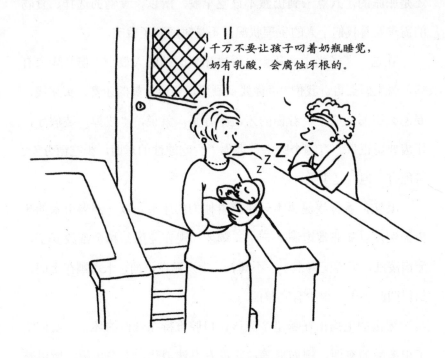

千万不要让孩子叼着奶瓶睡觉，
奶有乳酸，会腐蚀牙根的。

个医生，这位崇尚自然的医生，告诉他饮食应该如何摄食。第六个月之后，他回去给这个牙科医师看，牙科医师非常惊讶，十六颗蛀牙竟然好像填平了，有另外的一些组织长在蛀齿上面。他拿起钻牙器钻，非常坚硬，根本钻不下来，就像我们的牙齿结构一样，这就叫作"脱胎换牙"。

所以，有很多治疗的模式，并不是应该怎么样或一定要如何才算正确。我们只要回归正确的饮食与生活，崇尚大自然，不要用加工的，不要用人工精致的东西，就可以让我们恢复健康。

正确的摄食不但让我们的生命更具有价值，而且让我们远离慢性病，甚至远离可怕的癌症。

水果应该单独摄取

★水果的分类

通常按照水果中所含糖分及水果酸的量，区分为三类：酸性、亚酸性、甜性。

兹列举如下：

酸性水果——葡萄柚、橘子、凤梨、奇异果、柠檬、酸苹果、草莓、酸李。

亚酸性水果——苹果、芒果、杏子、木瓜、葡萄、桃子、樱桃、蜜李。

甜性水果——香蕉、甜葡萄、干果、无花果、柿子。

亚酸性水果可与酸性或甜性水果结合使用，但酸性水果不应与甜性水果合用，因为酸的水果会干扰甜的，影响排空时间。

水果潜在性属于碱性食物，但它碱性的作用却必须通过消化系统，才能完全发挥出来。当水果成熟时，水果所含的酸会逐渐转型成为糖分。

水果多半含柠檬酸、苹果酸等酸质，经历完整的氧化作用，形成二氧化碳及水，反而会增加血中的碱性作用，帮助人们维持血液的酸碱平衡。

原则上摄取水果应限制种类，一次不要超过三种以上。如果要饮用蔬、果汁，应于用餐前三十分钟使用，因为蔬、果汁会使消化液稀释、冲淡，影响消化。所以果汁不应与主餐合用，最好单独饮用。

★水果的调配

水果若与其他食物合并使用，将会停留在胃部一段时间，直到食物消化后，才会开始作用。

此时滞留的水果，所含的糖分就会发生发酵作用，呈现出与其他食物合并使用的不协调现象。这就是为什么我们在饭后吃水果，会有饱胀感、泛酸、嗳气（酸水冒出来）等不舒适的感受。

热带或亚热带地区以水果当作早餐或夏日的午餐，尤其以水果全餐最为理想。

水果全餐能促使我们身体更有效率地善用能量，在早餐后，就可以发挥创造力，在更多脑力、心灵或身体劳动的工作上。因此，早餐以水果为主，是创造活力的源泉。

如果一时之间不能习惯纯粹以水果作为主餐，可以任意选取下列三种建议，加以调配：

1. 加一至两汤匙的生麦片（麦片可于前一晚以冷开水浸泡），这是著名的瑞士营养学家布莱柴尔－班纳（Dr.Max Bricher-Benner）精心调配，极富医疗效果的瑞士营养餐——麦果泥（Muesli)。

2. 加一汤匙小麦胚芽或麦麸合用。

3. 加一些坚果（如芝麻、葵花子、南瓜子等）。尤其甜性水果加坚果，味道极佳，组合也理想。

病中若以水果餐为主，甜味水果则切莫与强酸水果合用，如香蕉、无花果、甜枣等，不要与橘子、葡萄柚或凤梨等合用。

任何水果均以季节性、产地所生长的为宜，摄取时不但要足量，且最好是以有机栽种为上选。食用水果，不要加糖，而任何坚

86

果、种子经过发芽或浸泡后，均可与水果合用。

水果摄取是以单独为最适宜，但唯有酪梨例外。

酪梨本身含有丰富的蛋白质及脂肪，不仅味道醇美，也提供非常优质又自然的油脂来源。但它丰富的油脂成分，会阻止其他蛋白质、淀粉的消化及延长胃的排空时间。

酪梨可与任何酸性或亚酸性水果合用，可与不含淀粉的蔬果合用。

它本身蛋白质的含量，远胜于牛奶，所以不需另外再与其他蛋白质合用（包括种子及坚果类），并且它是沙拉酱的重要材料。

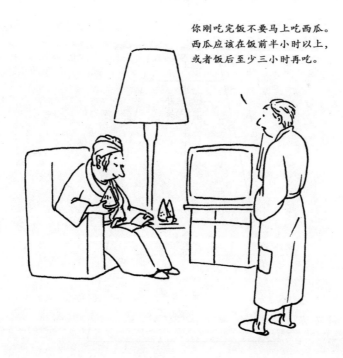

你刚吃完饭不要马上吃西瓜。
西瓜应该在饭前半小时以上，
或者饭后至少三小时再吃。

瓜类则是水果中最容易消化且消化最迅速的水果。不过食用任何瓜类，均宜单独使用。如果与其他食品或水果合用，瓜类会滞留在胃中，因糖分发酵产生气体，形成严重的胀气，甚至腹痛。

例如在餐后吃西瓜，西瓜会被食物、分泌增多的唾液及胃的消化液所阻挡，因而在胃中滞留，形成腹胀不消化的现象。

食用瓜类的时间，宜在进餐前的半小时以上，或者进餐后至少三小时最为适当。

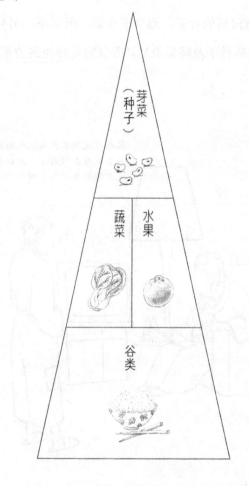

食物的钻石组合（The Diamond Diet）——
蔬果谷芽饮食法

　　蔬果谷芽或称四大金刚饮食法的比例分配如前图的三角形。它的基底部分是谷类，比例至少要55%～60%以上，蔬菜占20%～25%，水果占15%～20%，最尖端的芽菜则包括种子与坚果类。

谷　类

★从营养均衡上认识谷类

　　在美国或中国台湾，谷类被认知为淀粉。而淀粉被视为是通盘一致，无有高下，均是一种会令人增肥的东西。因此大多数谷类被用来当作动物饲料，在人们的心里向来很少尊重它。

　　直至最近几年，淀粉这个名词，又逐渐被全谷类（Whole Grain，又称为复合式碳水化合物——Complex Carbohydrate）所取代。

　　碳水化合物为五大类营养之一，通常分为两类：一类为单纯式

89

碳水化合物（Simple Carbohydrate）；一类为复合式碳水化合物。

单纯式碳水化合物如精制品（方糖、葡萄糖）等，在加工食品中制成许多面包、罐头、饮料、饼干、小点心、甜食、白米、白面等。目前市面上到处充斥，其实这些已失去了纤维素、矿物质及维生素的营养。

复合式碳水化合物来源是全谷类、蔬菜、水果、豆类等自然的食物。它的好处，除了碳水化合物之外，还含有维生素、矿物质、纤维质，少量的蛋白质、脂肪，及多量的水分。复合式碳水化合物的整个结构，是属于相当均衡的营养素，且热量相对性低，不会使人发胖。

复合式碳水化合物必须经由消化道的酵素分解，形成单糖，可以简易快速地由肠壁进入血液中循环。对人体消化生理而言，它较单纯式碳水化合物糖类为优，这是因为复合式碳水化合物能达到平稳且平衡的代谢过程，而且可以提供完整、必需的营养。

高度精制的白糖、白米、白面，仅是单一葡萄糖，与复合式碳水化合物无法比拟。单一葡萄糖会迅速提升血糖值，血糖急速上升，催促胰脏分泌胰岛素，以缓和高血糖的状态。这种摄食方式，久而久之会使人们的胰脏疲乏，造成血糖耐受不良及其他营养上的缺陷，进而酿成人们急躁、低潮、情绪变动不安，生理容易形成各种慢性及代谢疾病。

大多数人，至今依旧无法改正错误的观念及认知，对全谷类认识不足，所以长期存留在摄取加工精制碾制的白米、白面阶段，全然无法体会全谷类对我们消化力的作用，是高度加工品、营养餐包所无法取代的。

全谷类提供饥饿时的满足感，味觉上的丰富感，能量与精力，以及神经系统的平稳性，促进深沉的睡眠（此处指的是正面利益），快速的反射作用，增强记忆，使思考能审慎周密。

此外，全谷类能促进废物的排除，它含有高纤维，消化排除肠道废物，多食全谷类绝对没有便秘之苦。如果能接受以全谷类为饮食的基础，人们将会找回失去的营养及健康。

★ 从解剖结构上认识谷类

谷物的基本结构，由外而内，依序可分成五层：

1. 壳、外皮、荚层（Hull）：坚硬外壳，保护种子用的。

2. 糠、麸层（Bran）：包括若干层，由粗糠到细糠，碾磨时精粗的决定在此层。全谷类几乎都具有麸层，但在碾制过程中，会削落掉。愈精制加工的谷类，就愈失去更多的糠（麸）。

麸层的营养成分，有86％的维生素B3（Niacin）、43％的B2（Riboflavin）、16％的矿物质、100％的纤维素。它所含的纤维素有两类：可溶性纤维素（如燕麦及大麦），可降低血中胆固醇，吸附致癌物；不可溶性纤维素（如小麦及玉米），可吸收水分，增加大肠蠕动，排便量多且松软，有利排除废物。

3. 外胚层（Aleurone）：包裹核仁及胚芽。此层归入麸层的一部分。

4. 胚芽（Germ）：谷类中最小的部分，占核仁2％的比重，位于核仁的基底部，为种子的一部分。当种植、发芽或培植芽菜时，

91

就是由此点促发成熟的。胚芽的营养成分含有丰富的不饱和脂肪、B族维生素、维生素 E。它的 B 族含量，无法与麸层相比。

胚芽的营养丰富，主要脂肪含量多，所以容易发霉，并且油脂遇热或经日光照射，容易变性，味道不太好闻，因此在碾制时，必须去除，才有利保存长久。

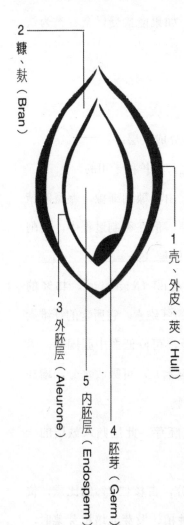

5. **内胚层（Endosperm) 核仁、果仁（Kernel）**：此层含有丰富的淀粉，占谷物 83％的比重。蛋白质、矿物质、维生素的含量均非常少。

市售的白面粉、白米，是指小麦或稻米的内胚层而言。传统在面粉厂制作过程中，机器一系列分工运转，分门别类生产各种产品，如粗糠可以供应动物的饲料，胚芽提供面包店及糕饼业者。

白面粉除去胚芽、麸皮后，储存时间可以拉长，长久保存，不会发霉，可以制成再制品，甚至行销世界各地。它的缺点是，移去了麸皮及胚芽，使谷物的重要营养素流失殆尽，最后仅剩下淀粉的成分。

一般人不要皮、不要芽，只要中间白色，白米、白面粉的部分，因此我们平常吃到的只是碳水化合物——淀粉而已。

吃面包会让人发胖，那是因为面包中添加剂的关系，如果面包纯粹用白面粉做成是不会让人发胖的。

一克淀粉只有四卡的热量，而面包中所加的奶油、玛琪琳、膨松剂都隐含着高热量。生菜中所加的色拉酱，两匙的热量就有四百卡，等于四碗饭。所以吃白米、白面、青菜还是会令人发胖，原因是无形中吃了不自然的营养素，这些都会造成身体上的偏差。因此，谷物的可贵是在整颗的一、二、三层都没有舍弃。

全谷类提供完美的低脂肪、高品质蛋白质及复合式糖类，是我们每日热量最重要的来源，应占75%以上。在这个世界上，食用未加工精制谷物的人民，极少见到肠道疾病、大肠癌、肠炎等。

相反，工业高度发达的国家，精制谷物充斥的社会，文明病、癌症屡见不鲜。食品制造商因此利用工业技术添加营养素，放入白米或白面粉中，例如加入铁钙维生素D群等。所添加的营养成分，比原来全谷类所含的还要多；而所添加的成分并非自然界所生成的，并且在精制加工过程中，原有的自然营养素失去了许多。我们要有这个觉醒：

精制谷物 + 添加营养 ≠ 全谷类

要知道，食品在加工精制过程中所流失的营养成分，绝对无法以人工合成方法补回来。试想现代科技文明进步如此，有没有办法用人工制造出一粒米、一粒麦来？大自然所提供的宝贝，应当好好珍惜，不要以个人私欲短视滥用。破坏自然者，终必承受其苦。

吃全谷类，就是爱护地球，崇尚自然，也是维系生命健康。谷物提供人类主食，切勿以 12 ～ 16 斤的谷类去换取 1 斤的牛肉，用大量的谷物饲养家禽家畜，再回过头来吃肉、吃乳制品，如此既不经济也不健康，同时也会破坏环境。

★从食物治愈力上认识谷类

治疗与治愈并不相同。治疗是一种医疗行为，借此以达到消除疾病的目标。治愈是一种逐渐康复，回复到原本健康自在、自然的状态。譬如手臂上有一个肿瘤，用开刀手术法切除肿瘤，此为治疗。切除之处，有伤口，一直到伤口平复，回复到未生病前的状况，则为治愈。

全谷类具有治愈的能力。这在数千年前中国的医书药书中就有记载。谷物象征和平、绿化、痊愈。如果能分析了解各类谷物的个别差异，取其特征，调和谷物就有痊愈万病的功效。

在我们每日饮食中，首先应当增强且加重各种谷物的比例，用谷类来平衡每个人偏差的体质，以期达到中庸和平，阴阳气血调和，因为食物为最佳的药物。

临床上，可按中医八纲辨证法，先分阴阳两大纲，区别实虚、寒热、表里，或湿、风、燥证，再选用适当谷物调配。平常也可按四季的寒暖灵活调配，达到均衡的目标。

例如自觉寒冷，某些地方感到特定的僵硬痛点，腰背难挺立，喜食热性食物。这是寒证，可酌量增加偏热性的谷物，如燕麦、荞

麦等。如果自觉懒散、缓慢、全身沉重，病理上可能有水肿，或身
体肥胖、痰多、黏液分泌多，出现囊肿、肿瘤等，此属湿证。谷类
选择则以干燥性为宜，如小米、荞麦、大麦、裸麦、野米、烘焙过
的燕麦等。

蔬 菜

★排毒净化

蔬菜在酸碱性上面属于碱性，最好要生食，尤其是叶菜的部分。
如果是根茎类，煮熟也没有关系。

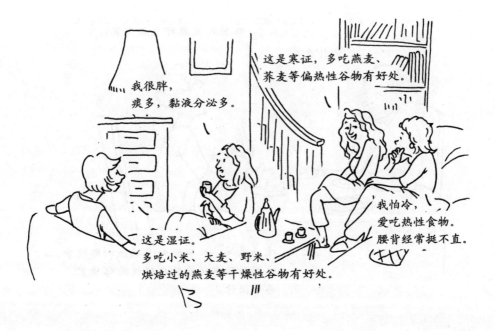

在阴阳属性上面，蔬菜大部分属阴，是非常均衡的食物，里面含有丰富的 B 族维生素和钙质，而且钙的含量远比磷还高，它还有很多的纤维素、酵素。更重要、更可贵的地方是在它的叶绿素，它等于蔬菜的生命。

植物的叶绿素是植物的精、气、神。有了这个东西，就能发挥净化、再生、回春的功能。

叶绿素的结构和人体的血红素一样，只有中心原子的差别，叶绿素是以镁为中心，血红素则是以铁为中心。所以，缺铁性贫血的人只要多吃新鲜的绿色蔬菜，同样可以从植物里面得到新鲜的血，不需要吃铁剂，贫血就能得到改善。

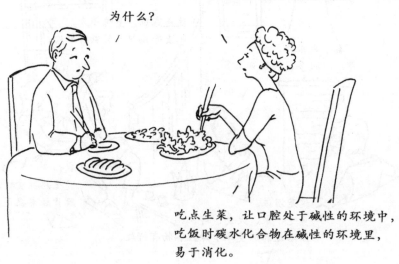

为什么？

饭前饭后最好吃点生菜。

吃点生菜，让口腔处于碱性的环境中，吃饭时碳水化合物在碱性的环境里，易于消化。

叶绿素是蔬菜的灵魂，它有净化的功能，能纯化我们的身体，把体内的毒素排干净。

我们摄食时顺序要有先后，先吃点生菜，把口腔布置成为碱性的环境，这样稍后再吃饭的时候，碳水化合物在这碱性的环境里，酵素就很容易分解，这餐饭就会愈吃愈甜，很好消化。最后用完这餐饭之前，再回来吃几口生菜，让口腔又回到碱性的正常环境中，维系健康。

★抗发炎

蔬菜的第二个好处是可以抗发炎状态。

常常尿道感染、皮肤发炎或有湿疹的人要多吃绿色蔬菜，它本身可以治疗消炎状态。

糖尿病患者有糖尿病脚、糖尿病手，如果伤口好不了，有时膝盖以下都要牺牲、要截肢，这是因为人体循环不好的关系。

我有一个病人，得了糖尿病，他伸出五只脚趾有三只是烂的，而且血管摄影一做，他必须截肢到膝盖以下。他一听到这样的情形，跟他太太讲："我们回家，我不要做一个没有脚的死尸。"我说："阿伯，不要这样想嘛！也不一定要截肢才行呀！""那你告诉我，还有没有其他办法？""你要能接受啊！开始不吃肉！"从此他开始断肉食。"还有，要吃生的！""也好。"所以他很快地进入饮食改革的第二步——生食。

他太太每天打果菜汁、生菜汁给他吃，慢慢地，脚黑掉的部分就开始红润起来，还长了新肉。从此去腐生新，所以不要小看蔬菜，

97

它真的有这种效果，能抗发炎。

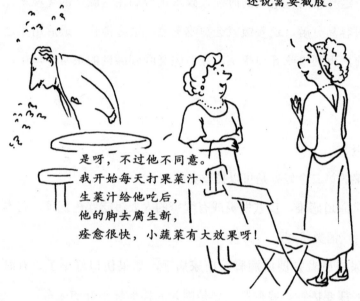

你先生精神看起来很不错呀！
之前糖尿病不是很严重吗？
还说需要截肢。

是呀，不过他不同意。
我开始每天打果菜汁、
生菜汁给他吃后，
他的脚去腐生新，
痊愈很快，小蔬菜有大效果呀！

★返老还童

　　第三个好处是大家都很期盼的"长生不老"。多吃蔬菜可以回春，能够再生。蔬菜的再生让我们青春有活力。可惜东方人不知道蔬菜的吃法，都用炒、煮、烫等方式，其实蔬菜最好是生吃。因为，蔬菜本身已经非常滋养，它质地很嫩，经过一百度以上的高温煎炒之后，会受到很大的伤害。

　　例如我们拿手指头去锅里炸，一定会烫伤，同样，蔬菜也一定会被烫焦，营养就失去了，哪里还能净化身体，让我们青春、返老还童？所以，有些人每天吃青菜，吃得面有菜色、脸色苍白，就是因

98

为把蔬菜给糟蹋了。蔬菜被高温的油和水烫死了，维生素、矿物质都不见了，同时纤维素也遭受到破坏。所以，蔬菜吃得再多，方法不对依旧等于没吃，而且还吃进很多的油和许多不健康的东西。

有人又问："我们住在都市，要如何吃到新鲜的蔬菜？"这有很多简便的方法。第一步就是学习发芽菜。再进一步就是开始种些比较需要在土地里生长的菜。

我们要确保生食的部分不被农药污染，最安心的方法就是在家种植蔬菜，这样大都会的都市人也可以有不一样的田园生活。从芽菜开始到种植一盒一盒的菜，不必很大，六七平方米就够了，不仅一家四口人足够食用，还可以分送给亲戚朋友。

生鲜蔬菜含有大量维生素C、
酵素及纤维质，
并有防癌的功效，
一定要常吃。

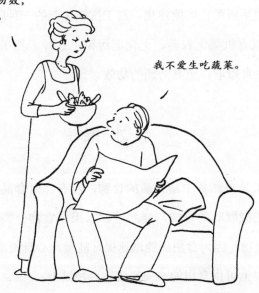

我不爱生吃蔬菜。

99

★生食防癌

第四个好处是生食防癌。

生鲜蔬菜含有大量维生素C、酵素及纤维质。当我们的食物含有防腐剂，或残存硝酸盐时，不论亚硝酸或硝酸盐，若与蛋白质的二级胺相遇（多存于鱼类、动物肉类中），则会形成亚硝酸胺（又称硝胺 Nitroamine）。这是一个已知导致胃癌的致癌物。

由于丰富大量的维生素C可以阻断这个反应，所以可降低食道癌及胃癌的危险性。

WHO（世界卫生组织）也呼吁大众，应大量摄取生鲜蔬果，降低各类癌症的发生，包括肺癌、大肠癌、直肠癌、口腔癌、胃癌、食道癌、前列腺癌及子宫颈癌、乳腺癌等。

又如 β-Carotene（β 型胡萝卜素）及类胡萝卜素（Caotenoids）其为蔬果中所含色素，在深绿色及黄色蔬菜中含量极高。它们借着攻击自由基而阻止细胞癌化，属于抗氧化剂的一种防癌机转。

所以有机菜无农药、无化肥污染，这种天然干净的蔬菜，如每餐均能生食摄取，更具防癌的功效。

水 果

水果是自然界中最优质的食物，没有任何食品能像水果那样提供我们在摄取时的喜悦与祥和感。水果在食物分类中，属于悦性、低压力食物，因为食用后能迅速提升能量，心身舒泰。

世界上可供食用的水果超过三百种以上。

水果是自然界中最优质的食物，
属于悦性、低压力食物，能迅速提升能量。

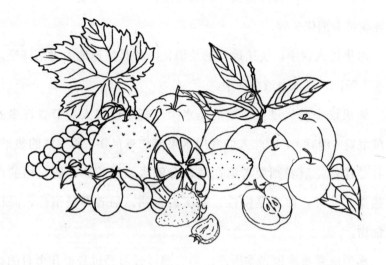

水果在大自然中，通过日光、水分、土壤进行复杂的生化作用。太阳的电力及磁波力，借着土壤内有机微生物的分解合成，温度、热度与光线的转换，孕育成为各种食物中原子（细胞）振动频率最高的种类。换言之，它的能量能阶最高。

★容易吸收消化

水果本身不但含有丰富的营养成分，并且以最容易吸收及消化的形式存在。

它所含的蛋白质多半是氨基酸，脂肪多半以脂肪酸为主，糖分多半以简单的果糖为主。所以摄取水果时，人们不需要再耗费太多能量于消化过程中。因为它在达到成熟时，经过阳光的照射，所含的淀粉已逐渐转换成果糖；而阳光与果树本身的生命力量，相互结

101

合得以完成这部分的工作。

成熟的果实，直接提供人们热与能，人们不需要从体内再额外消耗能量去消化分解。

水果进入胃中，快速地分解及消化，并且快速地由胃部排空，送入小肠，再进入血液循环中。

如果这个消化过程摄取的是水果，则足以替人类节省许多的能量浪费（消耗），因此人们食用水果或炸鸡汉堡，所生成的热量，前者是净得，后者则要考虑在消化分解吸收过程中，所付出的内在热量。此外，前者是悦性、低压力食物，后者则是惰性、高压力食物。

水果应着重本地当季所产。当它漂洋过海经过货柜几个月的载运，很多营养素已经消失。

进口的青菜水果有时候整个被泡在福尔马林里保鲜，所以，进口的东西一定要去除果皮。虽然果皮本身最好，很多营养素都在其中，但选择进口的水果就一定要削除掉果皮的部分。

如果水果中的水果酸还没有转化成为果糖，对我们身体就会有影响。

按季节性吃水果，既干净又清凉。我们要顺其自然，夏天有夏天的水果，春天有春天的水果，要吃季节性的水果，不要揠苗助长。

水果是高碱性的东西，它能够调和我们的不平衡，酸性化的体质透过蔬菜水果就能够中和。

有些朋友问我："谷物是比较偏酸的，而我们需要的是弱碱性

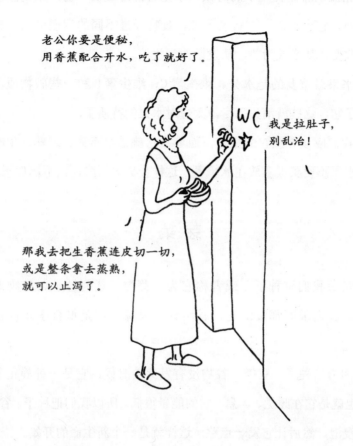

的体质，所以我们不能吃饭啰？"这并不正确。虽然谷物偏酸，不过那只是一小部分，它整体的营养价值太高了，因此我们只要多摄取一些碱性的东西就可以平衡了。像蔬菜水果都是高碱性的东西，尤其是生食的蔬菜、水果，还能做清洁的工作，帮助消化和排便。

通常水果都是生吃，而且要吃成熟的。煮熟吃的水果则是拿来当作药用。比如说，木瓜成熟的生吃，未成熟的熟吃。香蕉也是一样，便秘的人用香蕉配合开水，马上就有很好的效果了。

103

相反，若是拉肚子的时候，拿生香蕉连皮切一切，或是整条拿去蒸熟，它会止泻。这就表示说，食物经过不同的调理可以把它的性质改变，从寒改为热，从发散改为收敛。

水果最重要的是水分、维生素 C、维生素 B 和一些矿物质。如果煮了它，这些就消失殆尽，太愧对水果的特质了。

我们应该尊重它的生命，而尊重它就是要新鲜、成熟、生吃。所以水果不要买很多放在冰箱里，这样会失去新鲜，也不尽理想。

芽 菜

最后我们讲种子，或者称它为"芽"。任何种子、谷物或是豆类，我们最好都浸泡它，甚至让它发芽，这是最合乎均衡营养的原则。

因为当种子、豆类、谷物没有发芽的时候，它是一种静止的状态，也就是它在睡觉、休息，它的能量很低。所以我们把种子、谷物、豆子浸泡，然后让它发一点芽，这样就是一个新生命的开始。

在发出芽之后，它已经有生机了，营养的结构也改变了，蛋白质就变成很好消化的氨基酸，碳水化合物变成很单纯的糖，而脂肪也分解成脂肪酸。

另外它还溶出很多酵素，因为它活了、动了、有了生命，也就是，能量做了很高的提升。

有些人怕芽菜那种青草味，把它烫过、煮熟，那就太可惜、太傻了！我们应该生吃，因为生吃才能达到种子发芽的效果。尤其是

104

有病的人更要在家中多多栽种芽菜，例如癌症、糖尿病、心脏病及家里有慢性病的人，都该这么做。

★希望的种子

在发芽菜的过程当中，可以学习到很多的事情。

本来一个枯槁的生命，觉得没有生机，得了这个病，没有希望。看到种子，好像跟病人一样也没有生命，但是过几天之后，它冒了芽，长高了，在观看它生长的过程中，我们心里头就会起很大的变动。因为它的能量会传来，病人会找到做人的生机。因此一定要亲自种植芽菜，可以看到自己生命的再起，看到生命的重新点燃。

如果照着以上的饮食法实践，全身还是冰冰冷冷的，还能做怎么样的改善？那是因为能量还没有输送到四肢，要再配一点稍微高能量的东西。

在我们的自然食物中，可以向大家推荐的既便宜又好吃的东西，我称它为——"三宝"。

第一是"胚芽"，小麦胚芽或糙米胚芽等，什么胚芽都可以，因为胚芽有很丰富的脂肪和B族维生素。

第二是好的油，就是"大豆卵磷脂"。

第三个就是好的"酵母"，例如啤酒酵母，它是蔗糖或谷类里面提炼出来的。如果不吃酵母，可用麦麸或稻谷的糠来替代。如此身体的寒暖就得到协调，尤其是体质特别寒的人这方面要加强。

还有一个秘诀，就是海中的东西要多吃一点，例如海带、紫菜、深海绿藻都含有高单位的矿物质，对我们身体的偏差有很好的

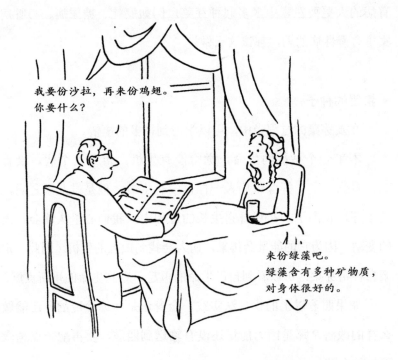

改善。

　　总而言之，食物的钻石组合加上三宝这样的饮食让我们没有压力，让我们能够自在，没有人工添加剂，是完全的、没有破坏的，这种饮食具有愈合的能力。

　　最后以一个例子作为这个章节的结束：在医疗上有很多没有效的病例，也就是当抗生素都无效的时候，该怎么办？

　　我有一个病例，他是一位老医师，七十三岁，开业至少有五十年了，因为大肠疝气，到医院做手术。开刀之前照了一张 X 光片，医生说有肺炎，因此开刀之后顺便治疗，打几天的抗生素，医生就让他出院了。临行前医生告诉他："记得要再来追踪。"

一个月后，疝气的部分没有什么问题，可是右手腕上长了两个瘤，消了以后又冒出两颗。到处看骨科、外科都说是筋发炎、骨膜发炎或肌腱炎，始终没有好的疗效，肿瘤也没有消。他跑来问我，我一看这种情形就请他再照一张 X 光片，我告诉他："据我的判断，应该是结核性的关节炎，也就是肺结核引起了肘关节、腕关节发炎，简单地说就是结核肿瘤。"为了慎重起见，我把他关节上的肿瘤做了切片，三天之后证实了我的判断。

因为他本身是位医师，他告诉我自己会开抗结核的药，到住家附近的医院就近治疗。他到医院挂了胸腔科，胸腔科的教授看了他的肺部病变，就做合并治疗，所以加上关节的病，他总共吃了四代抗结核的药。

第二天，他全身像猴子一样到处抓，表示他对抗结核的药过敏，可是为了治疗一定要吃，于是又加了止痒的药。医生非常小心，告诉他："既然药物过敏，一定要将那味药找出来。"然而一代一代退掉后，发现他对四代的药都过敏，怎么办？这是一个更困难的问题。

正在减药的时候，他发生了全身淋巴结肿起来的现象，这时胸腔科的医生告诉他："这种到处都肿起来的现象可能是癌，我把你转到血液肿瘤科，换另外的教授诊治。"那教授一看，说："那简单，淋巴肿大就做切片。"于是又把他转到外科做腋下淋巴切片。

淋巴割除之后，问题来了，切割的地方一直"漏水"不断，也就是一直流出体液，整天整夜地流了将近三个星期，每天都沾湿三

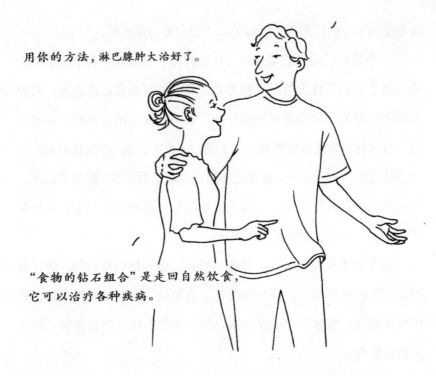

用你的方法，淋巴腺肿大治好了。

"食物的钻石组合"是走回自然饮食，它可以治疗各种疾病。

条以上的毛巾。

　　这件事情也让外科教授很担忧，因为缝也不是，缝了又怕它肿起来，于是就用了引流管。

　　再看看切片，又像肿瘤，又不像肿瘤。对一个腋下一直流水、全身淋巴结肿起、身体瘙痒的七十三岁老人家，大家把他当作研究的个体，不能拿出一套办法。那时他也没有马上和我联络，就这样痛苦挣扎地过了三个月。

　　有一天我的老师情不自禁打电话来告诉我这些事，我很有自信地告诉他："三天就教你不再流体液，而且教你的淋巴结也都消掉！"他一听到这样，马上跑来找我。我说："你不要管我用什么药，你都得吃它。"他说："我最讨厌吃药，我只卖药！"我很不高兴地告诉他："这就是你的因果，你一生卖药给人家，现在你就得吃这个药，吃了你的病就会好，不吃就倒霉。"

结果两天之后，他身上的淋巴液果真不再流了，他高兴得不得了，淋巴结也都缩下去了，但是还是瘙痒。

这其中是有道理的，因为这些是抗原、抗体的反应，不是瘤在作怪，只要用适当的方法把它抚平就好了。但剩下来的问题是：他有结核，可是他对任何一代的结核药都过敏，而且肝功能也遭到破坏。因此，我建议他回归自然健康的新饮食，病症便会得到改善。

一位肺结核又有骨结核的病人，却在这套饮食中，完全恢复了健康。

食物的钻石组合就是回到原点的饮食，也就是传统的饮食，它会治疗各种疾病，甚至癌症。尤其被医师宣判无效的病人，只有一条路走，那就是走回自然饮食，配合运动和身心的调理，就会恢复，健康地活下去。

这种力量不是我们能够想象的，非常神奇，可是却很容易实践。

健康要靠自己缔造，从我们的家庭、厨房开始动手做，这样才扎实。因为这里面有你的爱心、能量和用心，这样一碗饭所带来的营养价值就是不可限量的。

食物本身就具有愈合的能力，但是要好好地选择与适当的调配。

希望大家把这个传统、正确、有爱心、有信心、有慈悯心的饮食法带给周遭的人，这样就有无限的生机、健康、快乐与自在。

开启健康的三个原则（Three Keys to the Treasury of Health）

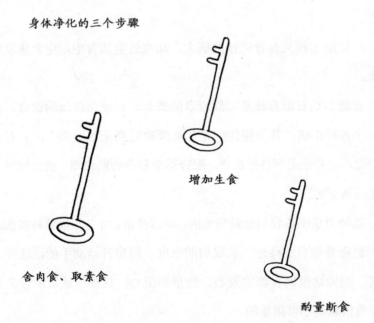

身体净化的三个步骤

增加生食

舍肉食、取素食

酌量断食

素食、生食、断食，这三把钥匙，可以让我们打开身体健康的宝藏。

我就像一位钥匙的打磨工人，希望这三把钥匙交给大家，大家不要把它藏起来不用，否则就太可惜了。

请试着一把一把开开看，或下很大的决心天天都去开，宝藏就会源源不绝地来到你面前。

请大家要有信心地放手去做，一个星期、两个星期，效果就看得见了。

我恳切地告诉大家，不论我们在什么年龄，不论有病或无病，这三件事都必然要去实行，做得愈彻底，愈能够回转。

"回转"就是转退化为进化，转老化为年轻，即使头发白了也能转为黑的，因为眼耳鼻舌身意六根都能格外通达舒畅。

尤其老的时候，耳朵不会聋，眼睛也看得很清楚，能够很自在地活到我们该活的年龄，我们都会有病痛，都会死去，但能够很清净很自在地离世。

素 食

★动物性食品的缺失

1. 无形的毒素

我的姐姐养了一只小狗，因为它的眼睛蓝蓝的，所以叫它Blue（蓝色），其实是眼睛瞎了的关系，所以变成蓝色的了。

每次坐车的时候，它的座位都在最后面。有一天上车之后以为它已经就位，就把窗门关上。后来闻到一阵非常臭的味道，不是人的屁味，是一股绝对难以忍受的臭味，那不是平常能够闻到的臭气。

接下来就听到 Blue 的哇哇大叫。原来它的头在窗外被门给夹住了，所以它先放屁，才大叫出来。

这跟我们谈健康之道有什么关系？

家里有养狗的人不妨闻闻看，狗的屁味非常的臭，但它们平常不会放屁，要面临生死交关的时候才会放出来。

那是一种毒气，是充满了恐惧、怨怒，从身上排出的气体。当时他们还把 Blue 的肛门拨开来看，发现它不但屎滚尿流，肛门口还留有一些东西——那并不是粪便，是一种分泌物。

我们想想：当牛、羊、鱼、猪等动物被杀害的时候，它们放出了多少毒气？人们利用调味、油和高温就将这些毒素掩饰过去，摆在餐桌上面还觉得很香，其实里面有很多我们不知道的毒都被吃进去了。一年、两年、十年、二十年之后，就会发生很多奇奇怪怪的病。

动物面临被杀害时所释放的毒，有些有形，有些无形。所以蔬果谷芽饮食法的基础，对我们绝对有益。

我有一个病患是十六岁的小孩，他因为脚痛，后来发现得了骨癌。

他的家庭非常富裕，周末总是出去烤肉、钓鱼、烤虾，大吃一餐。然而孩子得了骨癌之后，全家愁云惨雾。

孩子生病就等于全家生病，现在孩子的饮食改变后，全家就一

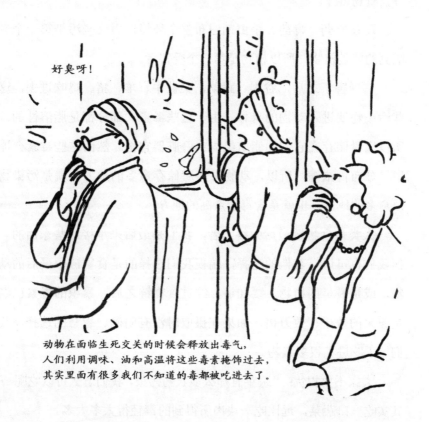

动物在面临生死交关的时候会释放出毒气，
人们利用调味、油和高温将这些毒素掩饰过去，
其实里面有很多我们不知道的毒都被吃进去了。

起转变。因此，也都毅然地断了肉食，开始进入清净的素食。

很快速地，三个月左右，他就能够从床上爬起来，可以很自由
地到学校上课。他脚不疼痛了，肿瘤也缩小了，能自由行动，父母
非常地高兴。这就是通过反省过去，来改变身上的肿瘤。

2. 有形的毒素

我们摄取动物性与植物性食物的时候，在选择之前，需要先了

解"食物链"。

现在农药、毒药、杀虫剂遍布整个环境，而这些污染第一个影响到的就是植物，所以植物是第一个受害者。

它受害了之后，谷类、蔬菜，又被牛、羊、猪、鸡吃进去，这些污染物就进入动物的身体，由于这些毒素大部分都是脂溶性的，所以大量储存在它们的脂肪组织或肝脏器官里。然而这些毒素会停留、分布再浓缩，所以，动物性脂肪储存愈多的地方，就是污染物质愈多的地方，也就是含毒量愈高的地方。

人类是食物链最后的终结者，我们是最后来承接这些东西的。但我们也可以有其他的选择，端视我们选择的是食物链中最后的动物，或是最早的植物。要知道，经过食物链之后，累积的毒素已经是原来的数千、数万倍，如果在摄取时没有明确、智慧的选择，我们等于吃进了很多毒物。

大家不要担忧："蔬菜有那么多农药污染，我们怎么可以吃呢？"其实吃一口蔬菜，远比吃一块肉所得到的毒轻得太多太多。

何况动物性的肉不仅是这些毒素而已，还有很多添加剂，包括防腐剂、稳定剂、着色剂、添加物、生长剂。尤其大部分的红肉，猪肉、牛肉有很多激素，这都是促成生殖器官癌病变的重要因素。另外家禽类、蛋类也充满许多残存的抗生素。

医药界里百分之五十以上的抗生素都是卖给家禽畜养户。饲养动物时，因为怕它们彼此感染而用了很多抗生素，它就会残存在蛋、奶、肉里。而我们再拿回去吃，无形中就吃下了很多，所以避得了明显的过敏源，却避不了这些隐含的。

　　有些病人告诉我他对某某抗生素过敏，我会避免开这些药给他。但是下次再来的时候，他又问我："医生，我不能用抗生素，为什么你还要用呢，因为我又过敏啦！"我说："我没有用啊！你是不是吃肉了啊？"他说："对啊！"所以，要如何避免？其实，只需不要吃肉、鱼、奶、蛋就对了！

　　此外，饲养动物，为了快点长大，都加了很多激素，以前都是采用放牧的方式，现在则是有范围的饲养。把野外放牧的肉和圈养

　　野放的肉类脂肪是相对有益的，因为不饱和脂肪比较高。
　　饲养的肉类因为饱和性脂肪比较高，里面没有所谓有益的脂肪。

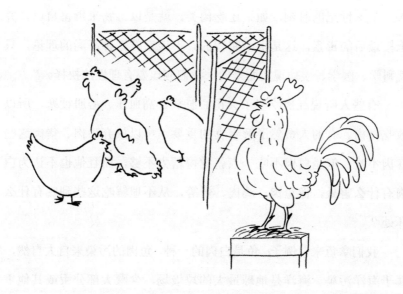

的肉拿来做分析，单单脂肪这一项，野放的在百分之四以下，圈养的却在百分之四十以上。

所以难怪土鸡肉比较好吃，饲料鸡肉显得很软，这就是脂肪太多的缘故，证明饲养方式不同，肉质就有很大的差别。

野放的肉类脂肪是相对有益的，因为不饱和脂肪比较高。饲养的肉类则都是对我们有害的，因为饱和性脂肪比较高，这里面没有所谓有益的脂肪。

美国有一项研究，将对象分成三组，一组是肉食者，一组是奶蛋素者，一组是蔬果素者。这三大类针对体内残存农药的比例归纳分析，其结果为 15：5.5：1，也就是吃纯素的人，即使受到农药的污染，也只是肉食者的十五分之一而已。

所以我常对一些比较有觉醒力的人说："在此二十世纪末，进入二十一世纪的时刻，如果还吃肉类，就是以毒物来毒害自己，并承接最后的毒素，这是很不明智的。不谈宗教这种高尚的理论，只就科学、医学、疾病现实面来说，我们应该要有理性的抉择。"

有些人听说红肉吃多了会得心脏病、高血压、心肌梗塞，所以改吃白肉。有的人虽然了解素食的重要，可以放弃牛肉、猪肉这些红肉不吃，但是白肉不吃一点就觉得精力不够，而且他也不认为白肉有什么害处，像鱼肉、鸡肉、蛋等，从不理解吃这些到底有什么坏处？

我们拿鱼来做例子：鱼是白肉的一种，鱼肉的污染来自大自然，属于海洋污染。海洋是地球最大的垃圾场，含藏大部分汞或其他重金属及有毒工业排放的化学物，这些毒害会伤到肾脏与神经系统，虽然是白肉，却带有很多的毒。

★从营养的观点

素食会不会导致蛋白质摄取不够，不够营养？其实，植物性蛋白质并不亚于动物性蛋白质，它是高品质的蛋白质。然而很多医生、护士、营养师都还没有这种概念，他们还存在着动物性蛋白质才是高等蛋白质的观念，那真是最大的错误！

想想看，就算动物性蛋白质是一流的蛋白质，但附在上面的脂肪是一流的吗？这些是我们所需要的吗？每只动物在被杀害时，因为恐惧、嗔恨而分泌到肉里的毒，我们肉眼看不到，但导致许多治不好的病，所以想要健康，都应该从"断肉食"开始。

同时，在摄取蛋白质时，要有个认识：蛋白质如果超过每日热量的百分之十五，会有害处。

首先，肝、肾的负担会大量增加，肝会工作得很辛苦、很疲累，肾脏则必须处理过多的蛋白质，努力地把它排出去。肾脏在长期蛋白质过量之后，组织会变大，大而无用就衰竭了。

每个器官都是如此，心脏扩大就衰竭；肝脏扩大就形成肝肿大，肿了之后就萎缩、硬化。

肾脏原本约9厘米，但是蛋白质过量使血流量增加、变大，它反而要很费力地工作，所以会逐渐萎缩，这就是典型的肾脏病。因此，所有疾病的起因里，食物是很重要的角色。

蛋白质在生化功能上，因为有硫键及磷键的关系，属于酸性食物，分解到最后会变成磷酸或硫酸。这些酸到了肾脏后，因为肾脏有调节酸碱的功能，所以需要碱性的物质来中和。

而身体里大量的碱是钙，骨头是身体的钙银行，因此会从骨头拿取钙来中和，否则蛋白质太多、酸质很高会造成酸中毒。此外，肾脏为了维持酸碱平衡，就必须处理这么多蛋白质代谢之后的酸质，所以需要更多的钙来加以中和。

这就是为什么蛋白质摄取愈多，我们的钙质流失就愈高。而这些流失的钙质从肾脏流到小便中，所以蛋白质摄取太多的人会腰酸背痛，并且会觉得疲倦，长期以后背部则会痛得很厉害，小便混浊，甚至泌尿系统的结石也会增加，身体则会产生不应该有的钙化情形，因为钙从骨头大量流失的关系。

然而，蛋白质堆积在关节，就变成退行性关节炎；堆积在血管，血管会钙化、硬化；也有堆积在脑部的；而堆积在晶状体的，即成为白内障；另外也会堆积在任何器官。

当一个人有白内障，眼睛昏花，就被说成是"老"，而蛋白质吃得太多也会让人早衰，早衰就是老化，所以不要吃太多的蛋白质，否则会催促我们老化、体弱多病。

蛋白质也是骨质疏松症很大的元凶，所以长寿者的秘诀就是"少吃肉、多运动。养身以动、养心以静。吃得少，又清淡。蛋白质、脂肪的摄取要减少"。

现代人不要担心蛋白质摄取不够，而要担心的是蔬菜吃得不够多。

动物性蛋白质的分子太庞杂，而且不属于我们人体，是异类。在分解过程中，如果我们的辨识功能不能发生作用，会被当作攻击

长寿者的秘诀:
少吃肉、多运动。
养身以动、养心以静。
吃得少,又清淡。
蛋白质、脂肪的摄取要减少。

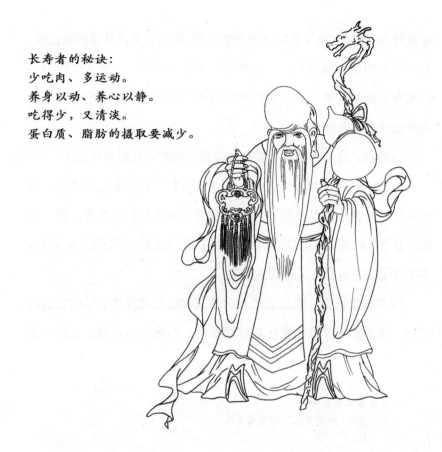

的对象,因此就会发病。所以胶原病、风湿病、气喘或过敏都是这些无法分解的蛋白质被当作引动者,在湿度升高、空气变化或特别因缘时被诱发出来。

有的孩子打减少过敏的针,十年的过敏仍不会好,因此还是要减少牛奶、肉类及蛋类,多吃有生机的东西,"半数以上增加生食",然后排泄会随之增加,把累积十几年的废物排除出来,这种方式绝对会有起色。

肾脏病、尿毒病人常常被恐吓:"洗肾的人绝对不可以再吃素,吃素体力会愈来愈弱，要吃动物性蛋白质，因为它是高品质的蛋白质，具有完整的蛋白质结构。"这些话乍听之下很对，为什么？因为蛋白质有必需氨基酸八种，而肉类的内脏完整具足，所以吃这些东西就能很轻易地取得。

问题是，这些肉类除了含有必需氨基酸外，还附带什么？

任何一种肉类都没有复合式碳水化合物，它的脂肪非常高，虽然可以补足我们高品质蛋白质，但是却阻塞了我们的血管，想一想哪种好？所以很可悲的是，尿毒病人经过洗肾之后，不是死于尿毒症，多半死于心脏血管性疾病或感染症。

尿毒病患认为，吃进去的蛋白质废物通过洗肾就可以把它清洗出去，而不知道血管的变化是持续性的。吃这么多白肉、红肉，那

素食是不营养的，
维生素B₁₂ 摄取不足，会造成贫血。

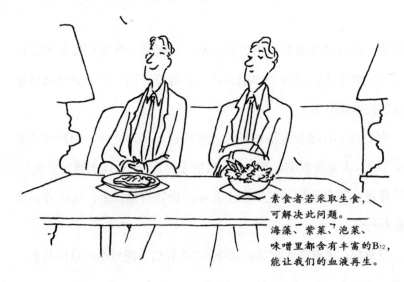

素食者若采取生食，
可解决此问题。
海藻、紫菜、泡菜、
味噌里都含有丰富的B₁₂，
能让我们的血液再生。

些脂肪对血管组织的伤害是不回头的，所以，他们的血管会塞住，肾脏也无法清洗。

因此肾脏病人最大的残害来源就是这些高蛋白，虽然动物性蛋白质是完整蛋白质，但绝不是高品质蛋白质。

素食者只要好好调配，绝对可以避免必需氨基酸不足的现象。因为植物所提供的氨基酸不是八种都有，但只要 A+B 搭配起来有八种就好了。所以为什么要拿肉类来解决一切呢？只要会调配就可以达到均衡。

还有，素食者绝对要生食，为什么？因为生食提供了 B_{12} 的补充。

素食者经常被非素食者驳斥的地方，就是："素食是不营养的，因为维生素 B_{12} 摄取不足，造成贫血。"其实食物里面也有维生素 B_{12}，如泡菜、味噌、回春水、生菜、深海绿藻都能让我们的血液再生，都含有丰富的 B_{12}，摄取之后问题就解决了。

★从生理结构的观点

哺乳类动物有很多种，像人有三十二颗牙齿，但只有四颗尖锐的牙齿是食肉用的，其他的都是用来切断、碾磨，和虎豹犬猫的钩形齿不同，甚至牙槽的形状也不一样。

我们的牙齿除了上下颚可以做垂直运动外，还可以做左右移动，而且左右移动比垂直的机会还要多，因为左右移动就是在碾磨食物。肉是要靠垂直的切割，所以老虎等动物吃东西时都没有左右碾磨的动作。

再看看我们肠子的长度。猫的肠子长度与脊椎骨是３：１。我们和牛一样，是７：１。所以肉类在猫的肚子里不会停留太久，只经过身体的三个长度就可以排出来，因为在体内蓄存太久会发酸、发臭和发毒。

但我们不一样，我们的肠子是脊椎骨的七倍那么长，如果吃下的肉经过两天、五天甚至一个星期才能排出，试想回收的毒素到底有多少？

人体结构和动物在被残害时所发出来的毒素，都告诉我们："肉食不是有利于我们的。"

★ 从生态保护的观点

以统计学来说，生产一斤牛肉足够让十二至十六个人换取面包，也就是养一斤牛肉需要十二至十六个人吃的谷物。如果换成东方人的白米，则可以养十多个人。

在能源危机，讲求自助助他、救济贫困的时候，我们更应该要素食。因此养十多个人和养一个人，哪一个划算？哪一个经济？

另外，生产一斤左右牛肉需要消耗五十多平方米的热带雨林，而这些雨林可以放出大量的氧气。畜牧业废水是水污染的主要来源。少养一头猪，可以减少相当于四到六个人的废污水排放量。

又根据调查，全球有十二亿多头牛，每年产生约一亿吨的甲烷（沼气），促成地球温室效应。所以吃肉不但对身体没有积极的利益，反而破坏大自然、伤害动物。

地球只有一个，能够少吃一块肉就是举手之劳做环保。现在的环保人士提倡环保，我要问他："你是不是素食者？"若是素食者才更能讲这一句话。

口中说"我是环保人士"，却又拿大块大块的肉来吃，我觉得并不是真正的环保。

其实素食就是保护动物、爱护地球、不去破坏雨林、爱惜资源。虽然我们没有宣称自己做的是环保工作，但这就是在实质上参与环保。

人类许多疾病均起因于体内酸度过高，追本溯源，就是含酸性的肉类及乳制品摄取太多的缘故。然而每人每天每餐少吃一块肉，你我都可以办得到。如此不但为自己健康着想，也为环保尽力，何乐而不为？植物性蛋白质的品质绝对不输动物性蛋白质，甚至超过数千、数万倍。

饮食之外，我们应该还要考虑我们对环境所应负的责任和道义，"少吃一块肉，就是举手之劳做环保"，这是我一直强调的，也希望大家一起重视它。

健康的建立从饮食开始，在饮食的基础上我们不但需关怀自己，还需关怀他人、关怀众生、关怀地球。

正确的饮食是回归到"四大金刚"的饮食观，从四大金刚建立我们自然、自在、清净的饮食观。

从此你可以给大家一个信息："吃天然素食的人非常健康，能受到别人的赞叹，吃天然素食的人最健康，没有畏缩。"

★吃蛋的坏处

蛋除了营养之外，还有什么不为人知的事实？

蛋黄与蛋白其实是有差异的，不过到底要不要吃蛋呢？

我小时候最爱吃蛋，那时不知道这就是埋下后来过敏病源的原因。

后来不再吃蛋后，鼻子与皮肤的过敏也自然消失了，不药而愈。

蛋的酸质（尤其蛋黄的部分）非常高，蛋白提供了蛋白质，然而蛋的所有胆固醇都在蛋黄内，所以胆固醇高的人最好不要吃蛋。

摄食蛋还有一个问题。如果我们到养鸡场参观，就知道，业者必须在饲料里添加种种防止鸡瘟的抗生素与促进发育的激素。这些东西都聚积在蛋里，所以，我们吃的蛋外形很大，都是超大型的。

而这些鸡种从出生到死亡，一生的工作就是准备生蛋，它们生活在极为狭隘的空间，彼此啄来啄去，不平的情绪也点滴汇入"精华"的蛋中。

贩卖者只看到蛋的营养，并没有把负面的影响告知我们：蛋里面残存多少农药、激素、抗生素？所以，消费者必须了解后面还隐藏很多很多对我们健康危害的事实。

此外，蛋的生处不净，也是我们摄食时要加以考虑的。

食物的营养与否不是只决定于蛋白质、脂肪、碳水化合物的含量，如果它们含量很多，但是质不好又有什么用？培养一个人尚且要重质不重量，我们对于所吃的东西何以只重量不重质？这岂不是颠倒？

所以评估营养、衡量食物就像看一个人、看整个世界一样，不要呆板地、刻板地、僵化地用一种人云亦云的方式！

★重建对牛奶摄取的正确认识

我有个侄儿，他两岁的时候气管很糟，几乎快要得气喘病，三天两头就被送往医院。

医生告诉我弟弟说："你儿子的气管很弱，不要让他太操劳！"回到家他告诉我这句话，我说："他才两岁操劳什么？一定是你给他吃的东西让他太操劳了！"

他不只气管弱而已。有一回我们从美国回来，他的儿子仅在一两个月就变成"一只小花猫"，这一块、那一块此起彼落的皮肤过敏，两个多月都没有痊愈。因为气管炎、气喘、皮肤炎的关系，小孩烦躁不安，夜里没办法睡觉，也弄得全家不安宁。这一下他就真的要问我的意见了。

我说："怎么样？要不要给他断奶？牛奶就是使他过分操劳的原因，你不要让他太操劳，就要改吃五谷饭、水果和蔬菜。"

饮食改变之后，过敏的现象很奇妙地从脸、上肢、膝盖、脚开始消失，然后全部消失掉。大概半个月的光景，没有吃药就全部好了，连带肠胃的症状也没有了。现在他四岁，活蹦乱跳，壮得像一头小牛。他是一个天然食物的实践者，虽然年纪那么小，不过却可以讲一套"健康之道"的观念。为什么？因为他亲身实践过，有自己的体会。

而别人吃炸鸡、薯条时，他也会劝他们不要吃，他说："哥哥，你不要吃这个，这些是不健康的东西。"

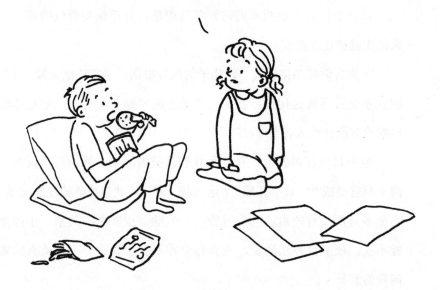

不要吃这些垃圾食品，
它们是不健康的东西。

1. 人奶与牛奶的比较

人奶含有两种物质成分，是牛奶所缺乏的。一是卵磷脂，属于磷脂质。一是牛磺酸，属于一种氨基酸。这两种物质参与了婴儿脑部的发育，因此人奶攸关婴儿的智能，岂是牛奶可以取代？

在矿物质方面，牛奶缺乏碘、铁、磷、镁，人奶则含量丰富。

人奶味道较甜，因为碳水化合物含量较牛奶高。

牛奶的蛋白质，主要以酪蛋白为主，人奶则以白蛋白为主。酪蛋白是一种大型、坚硬、致密、极难消化分解的乳凝块。它适合含有四个胃结构的牛，利用不断反刍消化分解，方能完全消化吸收。

牛奶所含的酪蛋白及脂肪，在人的胃中，会与所有食物进行极不适当的组合。它会形成凝乳，凝乳会形成一种把胃中残存食物包围起来的作用。这种隔离现象，造成孤立状态，会阻碍其他食物的消化，直到凝乳被分解为止。

牛奶总蛋白质含量高，为人奶的三倍。

人奶中有两种氨基酸：胱氨基酸及胰化氨基酸，它的含量为众奶之上，提供婴儿极佳的营养成分。

牛奶中含的乳糖与酪蛋白均得仰赖特定酵素的分解。乳糖经由乳糖酶，酪蛋白经由凝乳酵素分解成较单纯的成分。不过人类仅在婴儿期（稚齿尚未长成以前）胃内才含有凝乳酵素。三至四岁时，乳齿已成长完备，这两种酵素就会从消化道中消失，终其一生不再分泌。此时，应当停止使用乳类制品，开始喂食固体食物。否则，将埋下许多痛苦的病灶。

牛奶是发育中小牛的食物，小牛出生后饮用牛奶，促使骨骼及身体重量急速发育，每个月增加一倍（出生后前三个月都是如此），但脑部发育少且慢。相反，人类婴儿的发育，身体成熟缓慢，脑部却以最快速成长，超越所有动物。小婴儿需要六个月的时间，体重才会增加出生时的一倍大。小牛肢体骨骼快速成长，所以需要大量的蛋白质。而婴儿脑部的发育胜过肢干，需要卵磷脂及牛胆质等特别物质的辅助。现在常见如十二岁的外表，却仅有八岁智能的内涵。高大的躯干，是牛奶等高蛋白质所造成的，但相比之下，脑部发育、智力启发却大不如前！

从以上的分析显示，新生儿至六个月间，最好以人奶哺乳，如

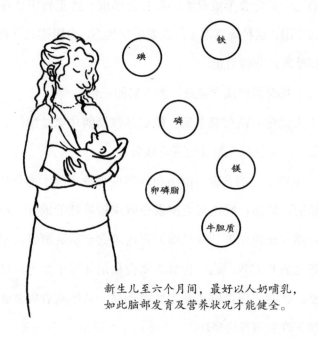

新生儿至六个月间，最好以人奶哺乳，
如此脑部发育及营养状况才能健全。

此脑部发育及营养状况才能健全。六个月以上至幼齿长成期间，可以牛奶替代。三岁以上，或幼齿长齐后，则应放弃牛奶的摄取，以天然谷物、豆类及蔬果等取代。

2. 摄取牛奶与疾病的关系

牛奶与乳类制品，含有至少二十五种以上不同成分类型的蛋白质（异类蛋白质），这是造成人类过敏反应的重大原因，甚至自体免疫疾病，也与它有关系。

牛奶及乳制品为食物过敏的元凶。

过敏反应几乎不曾见于喂食母奶的婴幼儿。

如果母亲是乳类制品的大量消耗者，过敏反应会通过奶水的喂食，造成婴儿腹痛等疾病。

消化性溃疡的人，假使摄取乳制品，常会恶化。因为乳制品中含有高浓度蛋白质，蛋白质的消化需要靠胃部分泌更多的胃酸（主要是盐酸）及消化酵素，方能分解。一般以为胃溃疡应该多喝牛奶，令胃壁形成一层膜抵抗发炎及帮助溃疡愈合，这是错误的。

神经医学上的多发性硬化症，它的发生率与孩提时代摄取过多的乳制品有关。吃人奶的人少见罹患此病。

成年人的糜烂溃疡性大肠炎、儿童经常发作的急性扁桃腺炎、慢性鼻窦炎、淋巴结发炎肿大、慢性中耳炎等疾病，不论患者年龄多大，只要停止食用牛奶及相关的乳制品，短则一个月，长则三个月，就可以得到非常神奇的改善。

许多疾病尤其是甲状腺肿大的形成，及甲状腺功能失调，它们除了碘代谢与激素因素以外，都忽略了直接从牛奶中所摄取的酪蛋白。

3. 摄取牛奶无法阻止骨质疏松症

一般民众，甚至许多营养专家、医护人员、政府卫生教育人员误以为多喝牛奶摄取足量的钙质，可以杜绝骨骼疏松，强化骨骼。处处宣导强调补充蛋白质，补充钙质，多喝牛奶，多摄取乳类制品，年轻人可以强化骨骼，老年人可以挥别骨骼疏软。但为什么骨科门诊及病房中，仍旧有许多不慎扭伤或滑倒，就造成骨折的病人呢？

美国研究饮食与疾病关联方面权威之一的麦都果（Dr. A. John McDongall）医师，曾做过一项全世界各地区人民摄取钙质与骨质疏松症的大型研究计划。经过他多年的研究调查，提出几个事实，以资参考：

乳类制品贩售的基本理由在于钙质的提供。事实上，世界上有许多国家的人民，他们的饮食中并没有乳制品存在，也未面临骨质疏松的侵害。而人类钙质的缺乏，导因于饮食摄取钙质不足，也极为有限。反而摄取的蛋白质愈多，骨质中流失的钙质也会愈多。

血液中钙的浓度，不能代表骨骼钙质流失的程度。

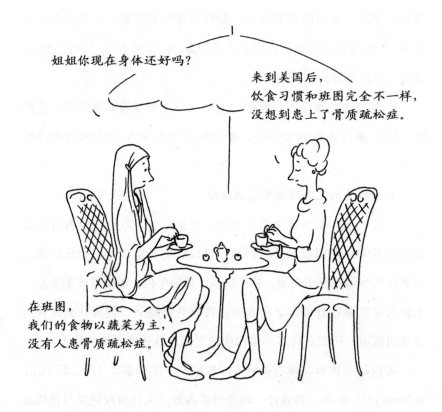

姐姐你现在身体还好吗？

来到美国后，饮食习惯和班图完全不一样，没想到患上了骨质疏松症。

在班图，我们的食物以蔬菜为主，没有人患骨质疏松症。

保持体内钙质正性平衡，维持骨骼硬朗，根本政策是改变饮食内容，减少每天摄取蛋白质的量，不是增加钙质的摄取。

从世界各地采集的资料显示，亚洲及非洲社会，在工业大事发展前，牛奶是非常罕见的食品，当时他们都具有坚强的骨骼及坚固的牙齿，所谓富裕社会的文明病，极少发生在他们身上。如非洲班图（Bantu）妇女，她们的健康状况就是很好的例证。在她们的日常饮食里，从来没有牛奶。

她们钙质的来源取自蔬菜，每日提供250～400毫克，钙质的吸收量远不及西方社会妇女的一半。

班图妇女，一生当中平均生育十个子女，每个孩子都是亲自哺乳十个月。即使钙质的流出量大及摄取相对性低，骨质疏松症（多数骨头表现薄又脆弱）的妇女，也几乎不曾见到过。

相当有趣的是，班图妇女移民或迁徙到其他西方国家，并且改变她们本有的饮食状况，以文明饮食（所谓高蛋白质、高糖分、高油脂、高盐分、营养丰富饮食）为主后，骨质疏松症及牙齿的毛病，就变成稀松平常。

骨质疏松症的发生率是一个很理想的指标。代表任何一种文化背景社会中，骨骼钙质存留的状况，间接反映饮食营养文化。

在医学界公共卫生学家对全世界做广泛研究后，显示骨质疏松症最常见的国家为美国、英国、瑞典、芬兰，他们也正是乳类制品消耗最多量的国家。相反，骨质疏松症极少见于乳制品消耗量最低的国家，如亚洲及非洲。

在美国受到骨质疏松症侵害者，大约有1500万至2000万人口，美国人民的乳制品消耗量也是世界第一位。平均每位男子、女子、小孩，一年的总平均消耗量约为 300 磅。由此显示饮食中钙质足够与否，并非骨质疏松症的诱因，它真正的原因与蛋白质消耗量的多寡有直接的关联性。

因纽特人给我们很精彩的范例，说明蛋白质效应与骨质中钙的存留两者间的关系。因纽特人因为地理环境使然，他们的饮食含有全世界最高的蛋白质：每天 250 ～ 400 克，取自鱼、海象、鲸鱼等；钙质摄取量也是世界最高：每天超过 2000 毫克，取自鱼骨头及肉类，他们的骨质疏松症发生率是世界之冠，平均二十岁不到，弯腰驼背的人比比皆是。

相对而言，非洲班图人民，每天摄入蛋白质仅 47 克，钙质仅 400 毫克，未闻有骨质疏松症者。

由此再次说明牛奶及其他乳类制品（包括乳酪、奶油、冰激凌、肉类等），饮食中含有高量（高浓度）的蛋白质，是造成骨质中钙质大量流失的元凶。

素食者倘若蛋白质摄取过量，也会造成骨质软化，只是对于骨骼，植物性蛋白质较动物性蛋白质，更有保护作用。其中理由乃是牛奶、其他乳类制品、肉类、蛋、鱼类，除了蛋白质外，还有其他会促成骨质疏松症的因素——就是酸性物质比例太高。为了保持血液酸碱平衡，维持弱碱性，骨质必然要游离（所谓抽取）更多的钙质，以达成此目标。

在此特别提醒素食者及素食者父母，蛋白质平均摄取量绝无缺乏之忧，千万不要担忧自己或孩子没有足够的蛋白质，而加倍补充大量的牛奶、优酪乳、乳酪及蛋。因为得自乳制品额外的蛋白质，势必造成骨骼内钙质及其他矿物质流失体外，成为身体负性钙平衡。

除了大量蛋白质摄取，会造成骨质冲刷外流，缺乏运动、停经、喝汽水可乐（碳酸、磷质含量太高）、吃加工精制食品、过量的盐及其他酸性食物等，都是骨质疏松症的致病因素。

长期的腰酸背痛、疲倦、骨头酸软无力、牙齿松动、齿龈退缩、容易扭伤、闪腰、骨折，就是代表骨质中钙质及其他矿物质的流失，此刻应当重新检讨我们的饮食，减少蛋白质、鱼肉类、乳类制品摄取，以便重建真正的健康。

4.人类应当尽早放弃乳制品

巴氏消毒法的害处——牛奶一无可取

牛奶的加热方法是"巴氏加热法"或"巴氏消毒法"，它被加热到华氏 145 度（相当于摄氏 62 度）30 分钟；摄氏 72 度 15 分钟，就完成了消毒杀菌。然而有很多的细菌没有被消灭。

加热后的牛奶或乳酪等，改变了酵素性质。酵素及蛋白质、脂肪的结构成分，加热后会形成不稳定物质。而且牛奶加热后，会破坏活性酵素系统，例如胱氨基酸、胰化氨基酸、乳糖酶等。其他维生素与矿物质，也大多数摧毁殆尽。

再者，加热后蛋白质会凝固（凝乳），形成坚硬的酪蛋白，连有益肠道的乳酸菌也遭到破坏。最后，牛奶变成非常难以消化，容易引起过敏，对人类有害无益。而这个消毒法也不能完全排除毛发、灰尘、花粉、霉菌、昆虫、肥料等环境的污染。

经过发酵的乳制品，如乳酪、酸乳酪、酸乳等，是偏酸性食物，理应避免。如果真要摄取，可使用少量生的，无添加盐的乳制品。

毒性物质残存的考量——毒物入体难除

现代畜牧限于空间管理经济效益，采取限地集中管理。为了避免密集式畜养造成传染病意外，所以于饲料中添加抗生素及杀虫剂。而为了促进肉质肥美，乳汁增产，所以添加生长促进剂及激素。

这些化学品、添加剂，会流入牛奶中。残存的毒性物质，也会随着人类摄食而进入人体。

这些羊群、牛群没有放牧的，都挤在很小的房间内。一边吃饲料，一边排便，牛粪在地上被踩来踩去，如果旁边有一个牧童正在挤牛奶，一不小心踩的东西掉进去，被污染了，我们看得到吗？

均质化乳制品的伤害——心脏病变增加

均质化（Homogenization）是乳制工业中的制作过程之一。它会破坏黄嘌呤氧化酵素（Xanthin Oxidase），影响血管壁失去原有的平滑性，诱发脂肪物质沉淀，凝聚血小板或崩解的血球等，进一步造成瘢痕、粥状化，最后形成血管硬化，管腔狭窄。

这是美国人罹患心脏病的主要原因。

芬兰乳制品也采用均质化处理，所以心脏病发生率极高。极少用均质化制乳的法国，人民心脏病比率较美国明显降低。

合成维生素 D 的添加——无形危害难测

维生素 D（Irraddiated Ergosteol）是经由放射性处理过的维生素添加剂，多年来一直被使用于商业用乳制品、其他食品，及常见合成性多种维生素片中。

为什么要添加维生素D？因为过去畜牧业以野外放牧方式为主，牛羊一在户外吃草，天然的维生素 D 及胡萝卜素，可以透过阳光照射在体内自然合成，再从挤出的新鲜乳汁中制作成奶油（尤其是日照丰富的夏季，制成的奶油为一种天然的鲜明黄色成分）。

随着野外放牧时间减少，所制成的奶油，在品质及维生素 D 含量上，皆随着颜色退去而减少，最后制乳业者只得添加黄色色素，及放射性维生素 D，以补充不足。

1930 年，发现怀孕时摄取添加维生素 D 的牛奶，胎盘有钙化现象出现。维生素 D 的危险性，逐渐为人所了解。

数年前，在英国因为不正常钙质代谢，导致新生儿死亡，发现与过量添加放射性维生素 D 有关。因此英国已禁止乳类制品添加放射性维生素 D 成分。

近年来乳制业者，又以合成性维生素 D_3，取代放射性维生素 D_2 为添加物。对人类健康的影响利害尚不可知。

生　食

生食除了产生新的体能，带来需要的能量，还能去除污腐，把体内的毒素、废料排除，这叫作"去腐生新一次完成"，是生食的极大好处。因此生食就是让我们去除我们的污垢。

如果我们身体有很多废物，要懂得方法清除它，而不是怎么摄取。社会教导我们，要怎么去营求，怎么吃得营养，怎么去补。唯恐自己比别人少一块，少一点。这是不对的。真正对我们有益的，是怎么舍去，愈重的病患，愈要生食。

重病的人，应该很快速地至少在饮食中有百分之五十以上的生食。

★有进有出

一般人家讲营养的时候，都是说："你吃进去多少营养？"你有没有听过，哪一位营养师或医师告诉你："你怎么样把身体里头的毒素排出来？"他只告诉你补的方法，却没有告诉你排的方法，所以这不是妙法。

真正的妙法，是有进有出。尤其我们，长期一直都是讲取得、摄取，完全忽视怎么样把我们身上不好不净的东西，设法排除出去，因此更需要下功夫。

排毒的推动力，就靠生食。

★生食净化

生食除了芽菜之外，还需要绿色的叶菜。

如果孩子一开始不习惯生食，可以打成一杯蔬果汁。如果是癌症病人，至少要600克至1公斤的生菜打成500毫升至1000毫升，一天两三次，非常有效果。一般人早餐改做这种蔬菜汁（是需要加坚果），就可以净化。大家以生菜、水果当早餐，就是一天净化的开始。

我建议大家喝排毒水。用小麦草汁（或蔬菜汁，或用一茶匙大麦苗粉）和一茶匙糖蜜，加入 300 毫升冷开水调匀。排毒水早晚喝一杯，非常方便，即使外出也不必为了觅食而烦恼。

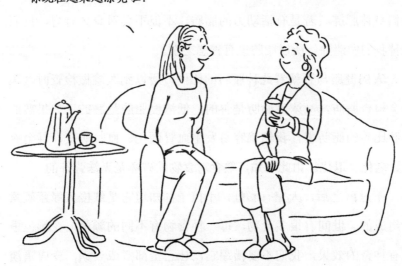

★熟食的缺点

现代的饮食是熟食。熟食的缺点就是食物遇高温会被破坏，例如酵素（Enzyme）。酵素是很小的氨基酸组织，是一种很小分子的蛋白质，这些东西遇热后非常不稳定，活性就被破坏了。

另外，还有一些微量的元素，遇高温后蛋白质和脂肪也会被破坏。脂肪遇高温并不稳定，它溶解时要靠脂肪酵素（Lipase）。生食的脂肪酵素含量很高，煮熟之后脂肪酶就下降到很低，所以脂肪类的食物熟食就很不容易消化分解。

脂肪遇高温后，它的排列会转变，本来是弯曲缠绕型，加温后就变为直线型。弯曲型是活动的，直线型就不活动了，不活动就会累积成为身上的脂肪组织。

所以油经过高温后就不能分解，形成没有活动力的脂肪，造成我们身体肥胖。若是有活动力的脂肪，不但不会对身体有害，反而能替我们做清除，所以脂肪也有善恶之别。

人的健康与否就看此种脂肪的比例，所以到医院做检查时，医师会检查脂肪，高浓度脂肪是善的，低浓度脂肪是恶的，如果恶的脂肪比善的脂肪多，我们就容易发生血管硬化、血管病变，甚至癌化、老化、退化。由此可知，熟食对食物的破坏是无法弥补的。

下过雨之后，天空有彩虹，小孩子都知道它是红橙黄绿蓝靛紫所组成的。世间有很多食物，每一种食物有不同的颜色，在颜色里就有神奇的效果，我们不要糟蹋它，让它全部煮成一锅，变成暗淡的色彩，失去原有颜色。

每一棵植物在大自然里，往下吸收土壤精华，往上接触阳光照射，当它吸收太阳光中一个特定的频率，才散发出这种色彩。所以不同颜色有不同的频率，频率就是一种能量的转化，这些能量从颜色里面能够得到。因此健康是回到我们跟大地之母——地球的牵连、沟通、联系，通过许多不同的颜色，让我们的身体多样化、彩色化（Colorful），有丰沛的生命力。这种饮食的方式也就是"彩虹观"的饮食（RainbowDiet）。

　　印度医学注重心理、精神的层次，认为人有七轮，配合起来也就是红、橙、黄、绿、青、蓝、紫。它以颜色来帮助我们恢复心性和身体。举个例子说，颜色从下到上，肾和生殖系统是"红、橙"色，肚脐是"黄"色，心脏是"绿"色，喉头是"青"色，眉毛之间是"蓝"色，头顶是"紫"色。

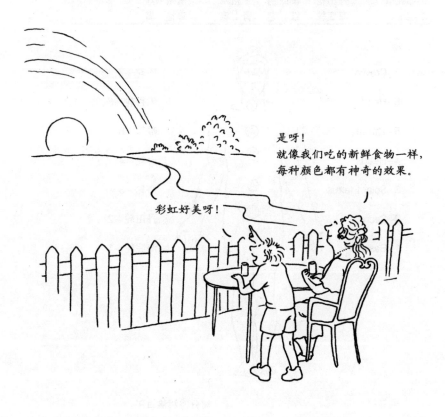

主要轮与身体有关部位
Major Chakras & Area of the Body They Nourish

光轮 Chakra	轮	颜 色	腺 体	身体有关部位
7–Crown	顶 轮	墨蓝色	松果腺	上脑、右眼
6–Head	天目轮	紫红色	脑下垂体	下脑、左眼、耳、鼻、神经系统
5–Throat	喉 轮	天蓝色	甲状腺	支气管、声带、肺、食道
4–Heart	心 轮	绿 色	胸腺	心、血、循环系统
3–Solar Plexus	脐 轮	黄 色	胰脏	胃、肝、胆、神经系统
2–Sacral	丹田轮	橘红色	生殖系	生殖系统
1–Base	海底轮	红 色	肾上腺	脊椎、肾

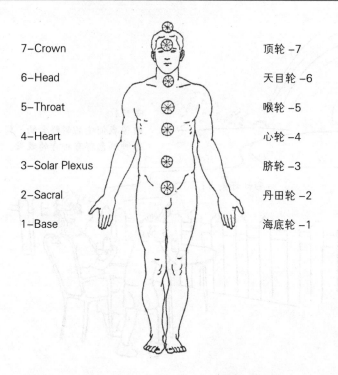

7–Crown	顶轮 –7
6–Head	天目轮 –6
5–Throat	喉轮 –5
4–Heart	心轮 –4
3–Solar Plexus	脐轮 –3
2–Sacral	丹田轮 –2
1–Base	海底轮 –1

部分资料摘自于:
Hands of light by Barbara Brennan

140

所以早上起来吃红、橙、黄色，到了中午一定要以绿色为导向，绿色是一种康复的能力，心脏最需要的就是绿色，而且绿色的东西能打通血管，开拓心胸，因此到了中餐，我们要注意心脏的部分，此时我们最需要的是开心。

因此食物不是那么简单的，它不只是一个没有生命的东西，从外表的颜色到里面的结构，不管从科学性分析，从与心性对应的了解，从大自然中默默体会，都能够逐渐了解它对我们人类所赋予的愈合力、生命力与智慧，它因吸收太阳的能量而转化成不同的颜色。

熟食会把大自然原本的善意、美意、本色给破坏，破坏之后我们得不到百分之百好的东西。

生食不只能解毒、去病、产生能量，还能打通关卡，例如酸、痛、麻木、肿瘤、阻塞不通等都很容易打通，更能打开我们心理的、灵性的环节。

我有一位才认识不久的病人，他患了精神分裂症，在疗养院中住了五年。有一天他突然觉得很想出院，不要再住下去了。他觉得五年来像住在黑牢中，只是喂食、吃药，做一些无趣的、没有生命力的事。

他看那些住了二三十年的精神病人每一个都退化了：七十岁的人，脑子竟退化成为三岁小孩般，连大小便都不会自理。所以五年后，他醒悟了，自动要离开。

他知道他的病，吃药并不能解决。由于他以前是学检验的，出院后，他想从"饮食"上下手，但不是现代饮食，而是用他自己的方法克服现代的各种加工食物，将饮食粗糙化、自然化，就这样他改变了自己，也救了自己的精神分裂症。

如今他七十多岁了，看了我的书之后来找我。他告诉我，这么多年来他觉得很孤单，以为只有他一个人奋斗，没想到有一位医师所讲的观念和他非常相符。他只是来告诉我——通过饮食打通了心理上、灵性上已经身心分离的分裂症。

所以，生食有绝对的益处，能将我们身体腐败的东西通过解毒排除出去。生食的生化运作非常健全，我们不够的东西通过自然的方法就会自然地补足，可以治愈很多疾病，例如重症肌无力、干眼症、胃肠病等；其他还有背痛，甚至严重的尿毒症等。

而得尿毒症，肾脏不好的病人，在此我还是要再次强调：一定要生食，不要只寄望洗肾。

如果你有朋友、家人在洗肾，医师一定告诉你："不能生食。"这是多么错误的说法。

洗肾的病人更要生食；尿毒症、肾脏病的患者更要生食，因为通过生食会使洗肾时无法洗出的毒素，都能排除出去。

已经洗肾多年的人，还是得继续，因为肾脏已经萎缩了，但是其他部分要靠生食去维持。从这里，就走入了另外一个主题——"生食排毒"。

刚开始进入这种饮食方式时，会令人有饥肠辘辘的感觉，好像都没有吃饱。为什么？因为以前我们总是撑得饱饱的，就好像过去是一位苦力，天天要提一百斤的重物，今天突然有了皇帝诏命，不用提东西，只要坐在龙椅上，反而令我们觉得不自在，不知那一百斤的东西到何处了？有一种空虚感。

当我们劳累我们的胃肠，长达四五十年之后，调整饮食习惯，你反而会觉得空空的，但只要几个月，或几个星期，慢慢适应就好了，一切都只是一种感受而已，因此要把过去的那种感官看破。

排毒是一个历程，毒素通过有生命力的东西，慢慢会溶解，浓度高的会往浓度低的地方移动，移动的过程就是"排毒"。

也就是说，如果你现在摄取进来的东西已经减毒，身上本有的毒素相对就很高，浓度高的往浓度低的地方移动后，毒素的位置会做转变。

如果天天还吃肉、奶、蛋、鱼这些很高毒素的人，他就不会有排毒的效果，因为他摄取的毒素远比他原有的还多。所以，如果你有排毒的经验，在这历程中虽然会感到很痛苦，但你应该觉得欣喜。

排毒是生食或清净饮食之后一定会发生的，只是程度的轻重、时间的长短。在排毒过程中，最重要的就是信心，这是锻炼我们的忍耐力，看我们对自己信不信得过？所以我们在排毒时，就像是脱胎换骨一样，一层一层地蜕去我们这一生吃进来的毒素。

有人问："我到底要历经多久的排毒？"这没有一个定数，总是一次又一次，一直到比较干净为止。

通常排毒的地方都是在我们最软弱的地方，哪里是病灶就在哪里排毒。

另外就是七窍，包括口、鼻、耳、前阴（阴道）、后阴（肛门）等。

143

有些人排毒是拉得多，口水、鼻涕、分泌物、眼屎、耳屎特别多，甚至皮肤流汤流脓的也有。这些都不奇怪，是正常的。

而这跟患病不一样。疾病是愈病愈苦，排毒则愈排愈乐，一次一次脱壳变化。我们在这个历程当中要承受这个苦。我们有身体的痛、身体的病应该更要当下用功，不以为苦。有病苦正好养我们的功夫，何况生食排毒的过程中这种苦是有意义的苦，不是无益苦行，我们应该安然接受。

有人问"排毒"与"疾病"的差异，我想先问问大家：什么是病？伤风感冒是病？肌肉酸痛是病？高血压是病？糖尿病是病？癌症是病？到底什么是病？每次我们一有伤风感冒时，就要赶快治疗这个"病"。

其实我们可以好好想一想：同样一阵风吹进来，为什么别人没有感冒？这跟风有关系吗？是风中带来毒呢？还是我们身上自腐而生毒？其实，主要还是自己身上的臭秽、邪毒太多，风吹、气过、寒来、湿重，只是外在的诱饵把身体内在的毒诱发出来而已，表示我们身体这个臭皮囊已经堆积了太多的毒，因此风一吹，我们的毒就宣泄在外了。

这时我们说它是"病"，其实也只是我们身上毒的外散而已。只可惜现代人看不破这一层，以为这就是疾病。因此到医院，让医生开药方吃药，把要发出来的毒素再赶回身体里。然而吃了药，下一阵风吹来，又开始感冒了。这是非常不明智的做法。

如果我们平常累积时时刻刻、绵绵密密的排毒能力，身体就会逐渐净化。只要你采取这样的饮食法，你自己可以勘验，减少感冒，甚至不再跟随流行了。许多过去特别软弱的地方，也就慢慢不药而愈了。这就要靠个人去体会了。

当然，如果你什么都没有发生，没有像别人一样有排毒现象，也没有在皮肤上排毒，只是觉得右上腹部很胀，这是肝的排毒。肝是很大的排毒处所，所以有时排毒强的时候，肚子会发胀，肝曲区会很疼，有时小便味道会很不好，这都是在排毒历程中会发生的。

我有一位四十多岁的中年病人，他在建筑界工作，因为双脚髋关节坏死，生活很萎靡。由于关节坏死要换两个人工关节，在换关节时意外地发现肝有个很大的肿瘤，约8厘米大，因此医生对他说："你考虑考虑还要不要换？8厘米大的肿瘤顶多活不过半年，就算换了关节所剩的日子也无多，并没有手术的必要。"他说："你尽管帮我换，换了我还可以走路，其他的我自会找寻方法。"

他是很有觉醒的人，离开医院后，他想其实世界上没有什么是了无希望的事，只要有信心、有梦想存在，就可以往前迈进。他知道自己会得肝病是因为生活萎靡，喜食肉食、海鲜、酒的缘故，所以自从离开医院后，他就完全断除，而且百分之八十以上生食。

两年后他来找我，他说："姜医师，你不认得我，但我认识你。"就把这其中原委说给我听。并且说："我实在不觉得我是带有8厘米肿瘤的肝癌病人，因为自始至终我觉得我活得还好。""那你今天来找我做什么？""我今天是鼓足了勇气想要揭开这个面纱。两年来我都不敢到医院，今天来找你是因为我相信你。请告诉我，我现在的真实状况。""那很简单，我们就做检查。"

检查发现肿瘤已消失了！他和妻子俩相拥而泣，两年来的生活就像是个苦行僧，但得到了很好的回报——身体健康了。所以，有什么不能克服的？这是活生生的例子！他也如此帮助很多人，教导别人回归清净饮食，因此很多病痛就自然化解了。

断 食

俄罗斯有一个医学中心，针对一些精神病患做研究。那些精神病人患有失眠、躁郁、忧虑、被害妄想、暴力等症状，不过将他们的饮食习惯改变为素食、生食，甚至择日有计划性地断食后，百分之六十以上在行为和症状上都不药而愈。这是医学上很重要的一个事实。

断食并不是不吃东西，"断"是中断的意思。

断食是中断我们平日不正确的饮食习惯。

★断食是什么

1. 医学上狭隘的断食

正规的医院也使用断食。通常大家都知道，到医院做身体检查，或抽血时，医生会说不能吃东西，所以这也是断食的经验，大概需要八小时左右。

或者做大型手术也需要断食，甚至手术时还要做很彻底的灌肠。还有发生很危急的状况，例如胃破洞、肠穿孔，这些急症时也必须断食。有的需要很久，到肠子蠕动了才能开始吃东西。

胰脏炎、胆囊炎等现代疾病，可能是因为高脂类食物吃多了，

146

突然发炎的，这些也会被设限断食，而且要断食好几天。

这是医学上医生治疗危急或检查时的情形，但在正统教科书中，断食并不被正式应用。

2. 民间错误的断食

现在一般人讲断食都是门外汉，把它当作一种小技巧，或商人赚钱的工具，他们卖一点断食浆或汤饮敛财，伤害大众的生命。

其实断食所使用的材料，都是取自于大自然的，例如煮过的开水、自己调制的米汤等，根本不需要花费成千上万的金钱。这些重要的观念应该要有，因为断食是正确的事，但被刻意扭曲之后，就与原来很深远的意义和内涵愈差愈远。

3. 智者的断食

历史上很多大思想家、大哲学家、宗教家、艺术家、文学家，如苏格拉底、柏拉图……当他们经历思想上的瓶颈时，总是会运用断食，所以断食绝对不是只有治身体的病而已，它还能够突破我们思想的病或思想的瓶颈，跨越身体、心理以及高层次的灵性。

4. 动物本能的断食

动物生病时，都有一个共同的方法，不论狮子、老虎还是鸟类，生病的时候总是要到很宁静的地方，把自己身体全然地放松下来，并躺在有一点阳光的地方，晒晒太阳，不吃不喝，这就是动物在进行断食。

不消几日之后，它们又能精神奕奕地走出静僻的山林，生龙活虎。所以，动物靠自己就可以度过疾病，这么说我们不如动物啊！

5. 大地周期的断食

不只是动物有这种现象，自然界也是如此，一年有春夏秋冬四时的运转。春生夏长，秋收冬藏。在冬藏时期，很多动、植物也都进入休眠状态，这就是大地的断食。而初春来临，就绽放小叶子、小苗芽，万物欣欣向荣。

因此没有冬藏，哪来的春生，我们的身体也理当如此，天天应做，周周应做，月月应做，年年应做。

★断食前的准备

1. 学习各项预备知识

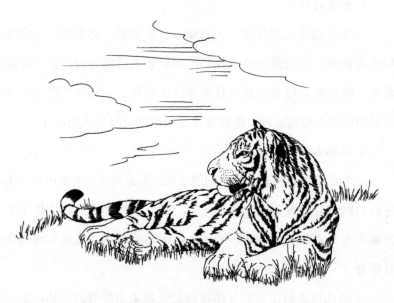

动物生病了，就会本能地采取断食法，
不吃不喝，不消几日，就会度过疾病，生龙活虎了。

148

对于断食的实践方法、时间、次数、次第、什么时候会发生危险、个别的状态要采用哪一种方法、什么时候终止、如何复食、影响断食成败的原因、断食的可能危险等问题，我们要好好地思考。

断食的方法很多，因各人而异。因此要用多少量、多少时间、如何安排都是千变万化，并没有一个定则，只要守住原则就可以了。

但是，千万不要别有用心，学会了之后就来办个断食营。因为只有自己知道懂得多少，对于别人的生命安全及身心状况是否有把握，这件事情非常重要。

断食是自我及大众往前迈进的健康之道。我们不要被人利用，也不要用作图利自己、伤害别人的方向。

2. 次第减食进入断食

进入断食前一定要有所准备，也就是所谓的"次第"。

第一步，要有一个觉醒的饮食观，对于吃进去的东西要慎重选择，从质和量改变、净化和学习。

首先要从"肉食"改成"奶蛋素"，进而知道奶、蛋都残存毒素，会从小一直伤害到老。并且了解二十世纪的三大毒害是肉、蛋、奶，然后再把它们去除，过渡到素食的阶段。进而再从传统素食进入到清净的素食，也就是"粗食"，一切不加工，吃粗菜淡饭，味道清淡，取材自然。

再来则是"生熟参半"，这对于我们身体的净化有着不可思议的力量。

断食并非绝食，而是比我们平日饮食在量、质和次数上都要少。

149

通过断食，我们在身体里面制造一个燃烧的垃圾场，将体内的垃圾通过自我燃烧把它化解掉，并利用种种方式将它溶释出来。

未来关于断食这个部分，本系列会有专书，详细介绍。

健康的实践

健康是可以自己实践，自己达成的，而且还可以造福很多人，后续的力量不可限量……

健康需要自我觉察与评估

自我觉察评量表

首先很简单地记录自己的体重、血压、心跳，唾液、尿液的酸碱值。通过实际检测对自己进行很好的评估，评估自己是不是正处于酸质化的体质？有没有很大的进步？这是自己可以体会的。

由唾液及尿液的酸碱值（pH值）检测，考核我们是否处于健康状态。可依下表自我考察。

清晨且未进食前	进食后	结果
唾液检查		
6.8 ~ 7.5	> 7.2	健康
5.5 ~ 5.8	不会上升	酸性化
尿液检查（收集24小时小便）		
肉食或奶素	6.3 ~ 6.9	健康
素食且生食	6.3 ~ 7.2	健康
	< 5.8	太酸性
	> 7.8	太碱性

★健康平衡的自我检查指标

　　1. 体能极好

　　2. 神经肌肉系统相当平静

　　3. 肠道排泄规律，消化功能极好

　　4. 不易感冒伤风

　　5. 身心灵性整体保持生命活力且清晰洞见

★身体太过酸性的警示病症有哪些

　　1. 思考迟钝，情绪不稳，焦虑不安

　　2. 疲倦

　　3. 肌肉僵硬，抽搐，痉挛，头痛

　　4. 颈、肩、下背疼痛，关节酸痛，骨质疏松

　　5. 消化障碍，胸闷，胸痛

　　6. 经常感染，发炎

十项原则

★维持理想体重

　　从体重可以了解我们摄取的盐分是不是太高，盐分若摄取稍微高一点，体重会立即增加0.5至1公斤。体重也可以反映废物的排除，如果大便解不好，体重马上回升。所以应该勤量体重，每天记录。

　　在力行健康自然饮食的时候，开始时绝对会先瘦下来，这是正

常的，体重本来不足的人可能会更瘦，别害怕，这个步骤是清除很多身上的废物，是清除毒素的现象。

排毒过去之后，如果你继续力行，就会达到理想的状况：不足的会逐渐累积增重，太胖的会一直减轻体重，最后则是达到理想的体重。

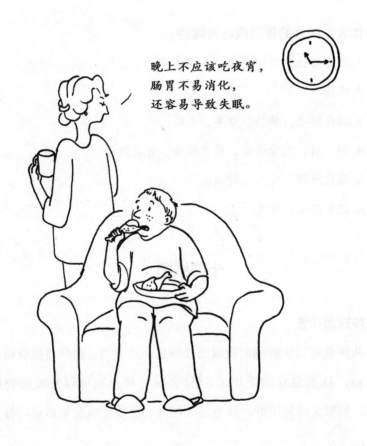

晚上不应该吃夜宵，
肠胃不易消化，
还容易导致失眠。

★不可吃夜宵

到了晚上八点之后，生理功能已经开始沉寂下来，除非我们是夜动之物，例如老鼠，它的生理状况与人不一样。

假使我们要违背人的生理状况向夜行动物学习，就会伤害我们的生命之源。

★晚餐减量减食

我们吃过晚餐之后，几个小时就要睡觉，所有的动作都停顿下来。如果吃多了东西，第二天早上起床会觉得口苦腹胀，很不舒服。

夜间吃得太过度，不容易消化，所以晚餐应该减量，食物的种类也应该减到比较单纯好消化。这样晚上可以不必吃安眠药，不会做噩梦，而得到很好的休息，甚至你的睡眠时间可以缩短，这些都是晚餐不宜摄取太多所换来的利益。

★平常不吃甜点零食

平常非进食的时间不再吃点心、餐点、饼干、零嘴。这些东西会让我们的胰脏疲乏，胃肠消化不好。

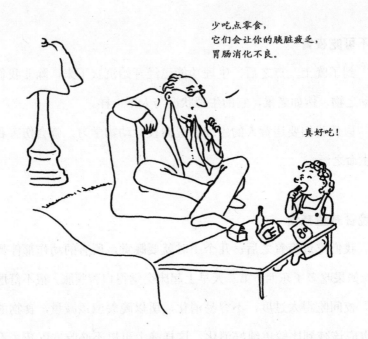

少吃点零食，
它们会让你的胰脏疲乏，
胃肠消化不良。

真好吃！

　　不停吃东西的人，仔细看他的一生，他很容易产生"早衰"的现象，很少能够长寿。长寿的人的养生法总是很有规律，看起来好像很严谨，但是在这严谨之中就有它的可贵性。

★避免高压力食物

★多摄取高纤维食物

★减少盐分、人工添加剂

　　现在社会有太多的人工添加剂，在此列举八大类食物的添加剂，应该避免，并提高警觉：

1. 加味剂：例如香草味、苹果味、草莓味。

2. 加硬剂：本来软软的，加了它可以定形凝固。

3. 稳定剂。

4. 乳化剂。

5. 加酸剂：譬如加了柠檬酸，或其他特殊的酸，让本来甜的食物变成酸味。

6. 添色剂（着色剂）：例如红色二号、黄色四号。

7. 防腐剂：它是很可怕的东西。有的食品会记载在安全范围以内添加，但不管安不安全，我们吃了很多添加防腐剂的东西，累积下来就不再是安全的了。

防腐剂通常放在肉类食品中，例如香肠、火腿。有的商品不说是防腐剂，改个名称叫作"干燥剂"。防腐剂或干燥剂都是亚硝酸，亚硝酸是一种致癌物。我们要抗拒亚硝酸的迫害，必须吃大量的维生素 C，或摄取大量无农药的生鲜蔬果。

例如木瓜或香蕉如果产量过多，有的会拿来制成水果干，但干燥的过程要用二氧化硫。二氧化硫就是干燥剂，也是防腐剂。

这些水果干不是原来食物的状态，都是经过改装的，不只加了防腐剂，还添加糖分、糖霜、化工的代用糖，因此干燥的芒果干很好吃，很甜，小孩子很喜欢，不过这会给我们带来很多的慢性疾病。

8. 抗氧化剂：这个我们也经常看到，它也是一种致癌物。

另外，味精、精糖、精盐，它们比八大类可怕的食物添加剂还要厉害，也是不容忽视的。

①味精（MonoSodiumGlutamate，简称 MSG）。从来没吃过味

精的人一接触到味精，首先的反应是舌头麻、口渴、想睡觉。本来中午不必午睡的，吃了就想要午睡，混沌、糊涂、疲累、懒惰、肠胃不好。严重时，小孩子的近视、脑神经的退化都跟味精有着密不可分的关系。

②精糖与精盐。应该取用自然的调味料，像九层塔、香菜、茴香、八角、辣椒，或是草药里天然的草本或木本。千万不要买化学调味料，因为那些都是加了前述的八种添加物混合而成，吃起来香喷喷的，颜色漂亮，味道又好，但是很多食物的本味却消失掉了。

★避免腌、烤、炸、熏的烹调法

经过油去炸、煎、烤、熏的东西都不好。油在高温之下会变性，变性使油对我们的血管系统，乃至于所有细微的血管都会造成伤害，甚至还会造成癌病变。

食物在高温之下也会变质，失去水溶性的矿物质和维生素，这样就把原来优良的部分全部抹杀掉了，失去了应有的利益，等于吃进了一堆废物一样，太可惜了。如果在家里不吃，到外面去买，也是不对的。

★避免碳酸饮料

饮料最好的是开水，而淡淡的清茶、矿泉水也可以。

所有的易拉罐，都是碳酸饮料。从可乐到运动饮料都含有浓度不等的咖啡因，相当时日，将因为累积下来的咖啡因而中毒，对细微神经和智力发展都有很大的伤害。

★减少乳类制品、肉类及酸性食物的摄取

前面已谈过牛奶真正的事实是什么，抉择还是在你自己。

摄食原则

一、肉食不如素食
二、熟食不如生食
三、预防胜于治疗
四、真正饥饿时才吃

进食有一个很重要的原则，是要通过对自己生理状况的认知，确实肚子饿才吃。不是客观因素、心理因素、父母因素或家庭因素催促我们进食。

五、食用先后次序

★先吃最易消化的食物

我们要先把口腔转成碱性，好储备对淀粉类的消化。

先摄取芽菜、蔬菜，这样既容易消化，又能够把口腔立即转成碱性。之后再吃饭或吃面，细嚼慢咽，透过淀粉酶把淀粉分解成双糖，进入我们的胃。这个原则要把握好。

★不喝开水不配大量的汤

不要在餐桌上放开水，或煮一锅汤给家人吃。

因为消化液有固定的量，一开始就喝一碗汤，把所有的消化液都稀释掉了，怎么消化。所以饭前不喝大量的汤。

有些人不喝汤会口渴，那是因为摄取的食物里加了太多的添加剂或味精，如果是以自然的方法调配，绝对不会摄取太多的汤或太多的水，那就很容易消化了。我们顶多在用餐完毕拿烫菜的菜汤喝一两匙就好。

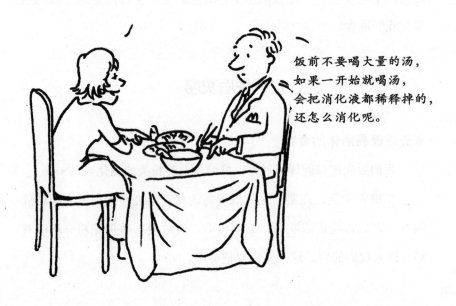

这是我新学的一道汤，尝尝看。

饭前不要喝大量的汤，
如果一开始就喝汤，
会把消化液都稀释掉的，
还怎么消化呢。

六、特殊禁忌

★禁烟禁酒

为了防止心脏病、避免癌症，禁烟禁酒是必须的。

抽烟破坏了大众的健康。一个人不吸烟，同时劝人家不抽烟，就是在做好事，是在为大众的健康着想。

★远离辐射

什么是辐射？广义来说，就是有很多不正常的波，比如微波炉所放出来的波，大型电脑放出的波；凡是磁场很大的都会干扰人。

我从来不看电视，一看电视就会睡着，表示电视对我来说是一个很大的能量干扰。习惯看电视的人要尽量减少次数及时间，这样精神会好很多，因为它本身会干扰我们。

大家最好要有预防的观念，希望能多吃味噌，由于味噌是豆类发酵的，能够帮助我们去除辐射物质。另外还有很重要的东西：海中的植物——海带、紫菜，大家应该多多摄取。

★改造环境

在小环境与大环境之间，怎么样才能够得到协调？有时候大环境的力量太大，我们动摇不了，因此我们要通过运动，不管是静态的还是动态的，培养自己的体能，将我们整体力量提升，面对恶劣环境时才能撑得住。

再进一步，要发挥我们对人、事、物的关怀，这也是很重要的。

★避免激素与药物

不管中药、西药，补药、草药，全部都是毒药，大家要好好谨记在心。

药物本身的重金属含量，会破坏我们的肝，破坏我们的肾。我们用不着摄取这些，以食物调适我们自己的健康，才是最保险的。

了解了这些之后，你看看这是不是我们健康的良方，自己可以走出去，自己可以实践，自己可以达成，而且还可以协助很多人，后续的力量更不可限量。

二十一世纪的医学应该是如此，而不是有病治病，开发更多的药物，送给病人更多的毒药。

未来应该是要整合过去，整合现在，整合东方、西方，凝聚身体、心理、灵性各方面的医生，成为一个健康的医疗保护者、巩固者。

迈向健康大未来

二十一世纪的营养观有个特点，不再是卡路里的计算，不再以热量来评估营养够不够，而是个体如何有效运用食物，也就是从量化进入质化，再到净化。

---

5 个健康优质的叮咛

让我们的身体不要日渐酸性化。

不可吃夜宵。

减少盐分、人工添加剂。

避免腌、烤、炸、熏的烹调法。

避免碳酸饮料。

★身体就是医生；健康是一条可以自觉、自察、自测、自疗的大道。

健康是我们的选择

健康的维护除了不断增添医疗设备外，应从教育、杜绝不当饮食习惯、树立正确观念及改善生活环境这些根本的地方着手。

---

5 个健康优质的叮咛

全谷类提供饥饿时的满足感，味觉上的丰富感，以及能量和精力，它能增强我们的记忆，使思考审慎周密。

有缺铁性贫血的人，要多吃绿色蔬菜。

多吃蔬菜可以回春，能够再生。

通常水果都是生吃，而且要吃成熟的。

海带、紫菜、深海绿藻都含有高单位的矿物质，对我们身体的偏差有很好的改善。

★饮食改革，势在必行。

健康开步走

新健康观离不开爱惜的观点。二十世纪是消费的、浪费的世纪，二十一世纪是爱惜的、惜福的世纪，一切东西要再生、要珍惜。

痊愈癌症的治疗计划
生食饮食观的建立
内外毒素清除法的实践
支持力量（亲人、朋友）的重要
体能运动，走向大自然
创造性的思想及静坐
临终前的准备及面对

★从饮食、生活、生命来省察，便可化解癌症这个人类的头号杀手。